발이 건강하면
병의 90%는 낫는다

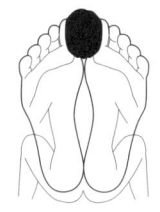

발이 건강하면 병의 90%는 낫는다

병을 고치고 통증을 없애는 '발' 건강법

이재욱 지음

라의눈

차례

머리말   9

part 1
그게 모두 발 때문이다!   17

01 발에는 생명의 '아치'가 있다   19
왜 흙길을 걸으면 병이 나을까?   21

02 발이 뒤틀리면 온몸의 축이 뒤틀린다   24
발 때문에 비염이 생길 수도 있다   27

03 건강의 열쇠가 되는 발을 주목하라   31
발은 평생 지구의 여섯 바퀴를 걷는다   33

04 디스크 치료는 근본 치료가 아니다   36

05 발이 바르지 않으면 바르게 걸을 수도 없다   41
당신의 잘못된 걸음걸이가 통증을 부른다   43
잘 걸으면 만병이 낫는다   46

06 혈액순환은 약으로 해결되지 않는다   51
발 증상으로 건강 체크하기   52
건강을 위해 꼭 지켜야 할 3가지 원칙   54

part 2
인체 뼈의 1/4이 발에 있는 이유 — 57

01 미국, 영국, 호주는 족부학 선진국 — 59
- 고대 이집트인이 알고 있던 발의 비밀 — 61
- 최근 척추질환이 늘어나고 있는 이유 — 63

02 직립보행은 축복인가, 업보인가? — 67
- 발의 아치는 만 5~7세에 완성된다 — 69
- 발 질환을 예방하는 특급 운동법 — 72

03 인체에서 가장 복잡한 발의 뼈 구조 — 75
- 56개의 발 뼈가 만들어내는 정교한 하모니 — 76
- 우리 몸에서 가장 크고 강한 힘줄 — 78
- 관절을 결합하고 충격을 완화하는 인대 — 79
- 발의 체온을 유지하는 혈관 — 80
- 발의 모든 동작을 관할하는 근육 — 80
- 30개의 관절이 구성하는 완벽 시스템 — 82
- 척추 못지않게 중요한 발의 4가지 역할 — 84

04 발의 아치에 이상이 생기면 어떤 일이 일어날까? — 88
- 아무도 몰랐던 발가락 변형의 숨겨진 위험 — 93
- 하이힐, 여성을 위협하는 발가락 변형 — 96

part 3
발을 보면 어디가 아플지 알 수 있다   99

01 성인 평발, 우습게 보면 큰 코 다친다   101
나는 평발일까 아닐까? 자가 진단하기   104

02 소아 평발은 타고나는 것일까?   107
평발이라고 다 똑같은 평발이 아니다   109
발목 때문에 평발이 생긴다?   112
소아 평발은 발견 즉시 교정해야 한다   115

03 변형된 발이 통증과 질병을 부른다   118
옆 발가락까지 변형시키는 무지외반증   119
관절염으로 진행되는 발가락 변형 사례   121
수술 후에도 재발하기 쉬운 내향성 발톱   123
O자형 다리, X자형 다리는 왜 생길까?   125

04 발의 통증, 무심코 지나쳐서는 안 된다   127
아침에 더 심해지는 발뒤꿈치 통증   128
티눈과 물집을 방치하면 큰 문제가 된다   130
발바닥 앞이 타는 듯한 통증   131

05 발 질환의 증상과 원인 알아보기   133
무서운 결과를 유발하는 혈액순환장애   134
당신의 두 다리는 균형을 이루고 있는가?   136
좌골신경통과 척추분리증이 생기는 이유   138

06 이명증, 생리통도 발과 관련이 있다   141
여성질환의 원인이 되는 비뚤어진 골반   144

part 4
신발만 바꿔도 건강의 반은 해결된다   147

01 발을 보호하라! 신발의 탄생   149
서양 신발의 기원은 고대 이집트와 그리스   151
중국의 전족과 공혜, 비단구두 이야기   154
미투리에서 짚신까지, 우리나라 신발 이야기   157

02 발이 중요한 만큼 신발도 중요하다   159
각양각색의 신발들, 기능도 다양하다   161
인체공학적으로 변신하고 있는 신발의 진화   164

03 아무도 말해주지 않았던 신발과 건강의 관계   167
가장 쉬운 건강 습관은 좋은 신발   170
청소년 셋 중 하나는 척추측만증   172
걸을수록 건강해지는 3박자 보행의 비밀   174

04 자연치유력을 높이는 방법도 발에 있다   177
안전하고, 쉽고, 효과적인 발 건강법   182
발을 보고 건강을 진단하는 방법   187

05 내 발은 건강할까? 발 상태 판독하기   190

06 변형된 발, 수술 없이 치료하는 방법이 있다   197

참고문헌   203

무언의 든든한 후원자는
오늘도 최후의 밑바다에서 열심히 자신의 몫을 하고 있다.

김노연 시인의 시 「발가락」 중에서

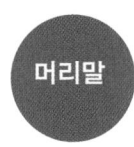
머리말

백세시대 꼭 알아야 할, 당신의 발에 숨겨진 비밀

　인간은 직립보행을 하기 시작하면서 두 가지 선물을 얻게 되었다. 첫 번째는 바로 언어의 사용이다. 직립보행을 하면서 목이 곧게 세워지고 성대가 변형되면서 말을 하기 시작했다. 인간 특유의 사회활동을 하면서 언어가 발달했고 말을 하면서 주체성이 생기게 되었으며, 다른 사람의 말을 들을 줄 아는 객관성이 발달하면서 이른바 생각하는 동물이 되었다.
　다른 한 가지 선물은 양손을 자유롭게 사용할 줄 알게 되었다는 것이다. 직립보행으로 두 손이 자유로워지면서 물건을 들고 활용할 줄 알게 되었고 그로 인해 뇌를 움직이게 되었다. 오른손을 많이 사용함으로써 사고가 발달되고, 왼쪽 뇌를 사용하게 되어 감성이 발달하게 된 것이다.

직립보행은 인간이 이와 같이 똑똑해지게 된 계기를 만들어준 반면, 안겨준 문제 또한 만만치 않다. 바로 만성요통, 즉 허리통증이다. 현대에 들어 10대 청소년에서 특발성 척추측만증이 흔하게 발병하고 있다. 더욱 심각한 것은 여러 가지 검사를 시행해도 확실한 원인이 밝혀지지 않고 있다는 것이다. 국내 여러 대학과 예방의학 연구팀이 발표한 한국인의 질병 보고서에서도 우리나라 20대의 건강을 위협하는 대표적인 질병 순위에 디스크를 비롯한 근, 골격계 질환이 5위라고 보고되고 있다. 그렇다면 가장 건강해야 할 시기의 청년층에게 왜 이런 증상이 빈번하게 나타나는 것일까?

사회적으로 큰 문제가 되고 있는 척추와 관련된 질병의 원인은 발 건강을 고려하지 않은 현대화된 신발과 도시화로 인한 딱딱한 땅의 변화로 발의 기능 중 대표적인 쿠션 기능을 상실하면서 체형을 바르지 못한 자세로 변형시키기 때문이다.

인간의 신체 구조는 각 개인마다 차이가 있다. 인종과 환경에 따라, 육식 또는 채식과 같은 식생활에 따라 다르기도 하지만 전 세계의 수십 억 명 인구는 모두 조금씩 다른 신체 구조를 지니고 있다. 하지만 같은 것은 단 한 가지, 몸에 생긴 질병은 신체의 어느 한 부분 때문에 발생되는 것이며 이는 건강에 악영향을 미칠 수 있다는 것이다.

　신체의 어느 한 부분이란 바로 발을 가리킨다. 발은 우리 몸에서 2%의 비중을 차지하지만 나머지 98%를 지탱하는 신비로운 힘을 가지고 있다. 신체의 4분의 1에 해당하는 뼈가 발에 집중되어 있다는 것, 한평생 지구 여섯 바퀴를 걷는 어마어마한 노동력을 수행한다는 것을 알게 된다면 발이 얼마나 중요한 신체 부위인지, 발 건강이 얼마나 중요한지 깨달을 수 있을 것이다. 족부의학(足部醫學)은 발이 인체에 미치는 영향과 그로 인한 통증, 그리고 원인을 분석하여 자연치료를 하는 데 목적이 있다. 한마디로 '불편한 발을 편안하게 만들어 주는 의학'이라고 할 수 있다.

　중국을 비롯해 고대 이집트의 무덤 벽화, 인도의 고대 문명 등을 살펴보면 족부의학을 효과적인 치료법이라 여겼기에 지금까지 발달되어 온 것임을 짐작할 수 있다. 미국 족부의학 전문의(Podiatrist)의 경우, 절단 수술과 같은 정형외과적인 큰 수술도 실행하고 있으며, 영국과 호주의 경우, 살 속을 파고드는 발톱을 제거한다든지, 발바닥의 굳은살과 티눈을 제거하는 간단한 수술을 비롯해서, 발의 통증이나 근육의 강직을 제거하기 위한 보조기(Brace)를 사용하는 등 발의 질병이나 불편한 증상을 진단하고 치료하는 의료 행위를 시행하고 있다. 이렇게 미국, 영국, 호주, 그리고 캐나다 등에서는 발에 대한 전문적인 의과대학 과정이 있으며 의사면허제도 또한 마련되어 있다. 우리나라는 재활의학, 정형외과에서 족부의학으로의 접근을 시도하고는 있지만 전문적인 교육과정이 아직 마련되지 않은 실정이다. 머지않아 족부의학 분야에 제대로 된 교육제도와 면허제도가 생기리라 기대하는 중이다.

발은 제2의 심장이라고 널리 알려져 있지만 그 이유에 대해서는 명확히 알고 있는 이들이 드문 것 같다. 현대인들이 겪는 질병, 통증 중 많은 문제는 발에서 시작된다고 할 수 있음에도 현대인들의 발 건강에 대한 인식은 답보상태인 것 같아 답답한 마음이다.

건강한 발이란 발의 아치가 본래의 모습을 보존하고 있는 것을 말한다. 발의 아치는 족궁(足弓)이라고도 부르는데, 발바닥의 움푹 파인 부분을 말한다. 발 아치는 몸의 하중을 효율적으로 분산시키는 완충 작용을 하며 신체를 보호하는 역할을 한다. 걷거나 서 있을 때 발뒤꿈치와 발가락의 뿌리 부분이 지면에 닿고 중간은 살짝 뜨는 형태가 정상적인 발로, 이와 같은 발은 걸을 때 쿠션 역할을 제대로 하고 앞으로 나갈 때 추진력을 주는 역할을 한다. 하지만 발 아치의 구조에 이상이 생길 경우 몸은 똑바로 지탱할 수 없게 되며, 곧 몸이 균형을 잃게 되고 전신 관절까지 심각한 문제를 일으키게 되는 것이다.

발 아치를 가장 완전하게 보존하는 법은 맨발로 자연을 걷는 것이다. 현대인들의 발 아치에 문제가 생기는 것에 대해 신발과 도로의 문제점을 든 이유가 바로 이것이다. 도시화된 도로 위를 딱딱한 구두를 신고 걷는 현대인들의 발 아치가 건강할 리 없기 때문이다. 한마디로 현대인들의 발은 그 기능을 상실하고 있다고 해도 과언이 아닐 것이다.

걷기 열풍이 몰아친 것은 십 년도 훨씬 더 된 일이다. 걷기 운동은 어떤 기술이나 장비도 필요하지 않은 쉬운 운동법으로 관절이나 심폐계통에 거의 무리를 주지 않아 달리기보다 오래 지속할 수 있는 것은 물론, 다이어트를 비롯해 우울증을 해소하고 골다공증 치료에 도움이 되며 몸속 노폐물을 배출하는 데 도움이 되는 것으로 알려졌다. 일주일에 4~5회, 30분 이상 걷는 것은 만병통치약과 다름없다는 소식이 전해지면서 전국 각지에 걷기 좋은 길이 속속 소개되었고 그 인기는 여전히 진행 중이다.

물론 피톤치드의 맑은 공기를 마시며 걷는 것도 중요하다. 하지만 걷기 운동에서 가장 중요한 것은 효과적으로 걸어야 한다는 것이다. 효과적으로 걷는 방법 중 하나는 모래 위를 걷는 것이다. 모래 위를 걸을 때는 아스팔트 위를 걸을 때보다 두 배의 에너지가 필요하다. 발에 가해지는 중력을 모래가 흡수하기 때문에 발을 들어 올릴 때 두 배의 에너지를 소모하게 된다.

효과적으로 걷는 방법 중 가장 중요한 사항은 바로 걸을 때 발의 움직임을 염두에 두어야 한다는 것이다. 무게중심이 발뒤꿈치에서 발 바깥쪽으로, 그리고 다시 새끼발가락으로, 그다음 엄지발가락으로 옮긴다는 생각으로 걸어야 한다. 걸음걸이가 평소와 달라질 것이다. 내 발을 감싸는 신발의 선택 또한 중요하다. 체중의 1%에 해당하는 무게의 신발을 골라야 발에 무리를 주지 않는다.

이왕 걷기로 마음먹었다면 단 10분만이라도 효과적으로 걷는 방법을 실행해보면 어떨까? 효과적인 걷기는 체형과 건강에 드라마틱한 변화를 가져다 줄 것이다.

흔히 건강을 지키는 데 중요한 요소로 원활한 혈액순환을 꼽는다. 혈액순환을 원활하게 하는 데 있어서 발의 역할이 매우 중요하다는 사실을 알고 있는가? 발가락을 굽혔을 때 발바닥의 가장 오목한 곳에 해당되는 용천혈(湧泉穴)은 몸 전체의 혈액순환과 혈압 조절을 담당한다. 이 용천혈을 자극하기 위해 반드시 효과적인 걷기 방법이 필요하다.

발은 신체 부위 중 가장 혹사당하는 부위지만 발 건강을 지켜야 하는 중요성에 대해서는 그다지 심각하게 여기지 않는 경향이 있다. 발 아치에 이상이 생겼을 경우 몸 전체 건강에 적신호가 켜질 수 있다는 걸 깨닫는다면 발을 아끼고 보호해야 할 이유를 알게 될 것이다. 반대로, 신체 어느 곳인가에 통증을 느끼고 건강에 이상이 느껴진다면 발 건강에 문제가 생겼다고 판단해도 무리가 없을 것이다.

건강에 심각한 문제가 생겼을 경우 도시를 떠나 자연을 택하는 이들의 소식을 많이 접하게 된다. 하지만 누구나 도시에서의 생업을 접고 자연으로 들어갈 수는 없는 일이다.

'도심 속에서 자연치유할 수 있다!'

내가 이야기하고자 하는 것이다.

발이 왜 제2의 심장인지, 발의 증상이 신체 부위에 어떤 영향을 끼치는지, 우리가 지금 신고 있는 신발이 얼마나 중요한지, 발 아치가 문제를 일으킨 이들에게 꼭 전하고 싶은 해법까지 발 건강에 관련된 이야기들을 모두 담아냈다. 이 책을 통해 발 건강을 지키는 일이 얼마나 중요한지 깨달았으면 하는 바람이다. 진짜 건강을 되찾는 길은 모두 우리의 두 발에 달렸기 때문이다.

이재욱

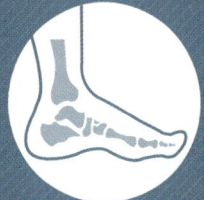

part
1

그게 모두 **발** 때문이다!

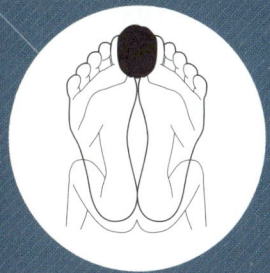

01
발에는
생명의 '아치'가 있다

바쁜 일상생활로 하루하루 정신없이 살아가는 현대인들은 온갖 스트레스에서 헤어나기 힘들다. 그런 현대인들은 스트레스를 덜 받고 해소하기 위해 뇌의 휴식을 위한 방법들을 찾아다니지만 사실 가장 학대를 받는 신체 부위인 발에 대해서는 등한시하고 있는 것은 아닌지 돌아보아야 한다. 발은 취침 시간을 제외하고는 거의 종일이라고 해도 과언이 아닐 만큼 일상을 신발에 갇혀 있다. 발은 평소 공기마저 차단된 신발 속에서 온갖 충격을 감내하지만 통굽, 하이힐, 키 높이 깔창 등이 더해질 경우 발의 피로감은 더욱 축적된다.

가령 체중 70kg의 성인이 하루 1,000보를 걷는다면 발은 매일 약 700여 톤의 무게를 지탱하는 셈이 된다. 발이 과중한 부담을 견뎌낼 수 있는 이유는 정밀하고 복잡한 구조로 외부의 충격을 이겨낼 수 있기 때문이다.

발은 56개의 뼈와 60개의 관절, 214개의 인대, 38개의 근육을 비롯해 수많은 혈관들로 정밀하게 구성되어 있다. 우리 신체를 이루고 있는 총 210개의 뼈 중 4분의 1이 발에 집중되어 있다. 발에는 중족골이 서로 견고하게 연결되어 체중을 골고루 받쳐주기 때문에 걸을 때 충격을 흡수하는 완충역할을 한다. 엄지발가락은 체중을 옮겨주는 지렛대 역할을, 각 발가락은 지면을 움켜쥐어 앞으로 나가게 하는 역할을, 뒤축은 최소 에너지 소모로 신체를 균형 있게 지탱해주는 역할을 한다. 가장 중요한 발의 역할은 혈액을 심장으로 올려주는 펌프 기능을 한다는 데 있다.

사람이 일생 동안 걷는 거리는 지구의 여섯 바퀴에 달하는 약 25만km이다. 평생 이렇게 엄청난 거리를 걸어야 하는 발이 아프다는 것은 건축물의 기초가 튼튼하지 못한 것과 같다. 뛰어난 건축물도 기초가 허물어지면 모든 것이 무너져 버리기 마련이다. 인체의 기초 역할을 수행하는 발이 정상 아치를 유지하지 못하면 몸 전체의 골격을 비롯한 신체의 모든 건강 체계에 영향을 끼치게 된다.

발이 뒤틀리면 어깨 높이가 달라지고 척추와 갈비뼈가 틀어진다. 골반 또한 틀어지고 슬관절 변형, 혈액장애, 운동기능 쇠퇴, 발목기형과 족궁의 변형이 온다. 여성의 경우 비뚤어진 골반은 불임, 생리통, 요통의 원인이 된다. 여성의 골반이 비뚤어지는 것은 태아의 집이 무너지는 것과 같다고 여기면 이해가 쉽다. 골반이 벌어지면 몸이 냉해져 건강한 아이의 출산을 방해하는 요인이 된다. 출산 시 힘이 제대로 전달되지 않아 엄청난 고통을 호소할 수 있다.

발은 이와 같은 기능으로 제2의 심장이라 불리며, 인체의 기초, 인체의 축소판으로도 불린다. 발은 그만큼 중요한 신체 부위지만 우리나라 학계에서는 아직 전문적이고 의학적 접근이 부족해 발이 왜 제2의 심장인지 제대로 습득할 수 있는 기관이나 전문서는 드문 것이 현실이다.

왜 흙길을 걸으면 병이 나을까?

TV 프로그램을 보면 도심에서 살다가 암을 비롯한 희귀 질환을 얻어 자연치유로 건강을 찾겠다며 산을 찾아가는 이들의 이야기를 자주 접하게 된다. 생사의 갈림길에서 그들이 선택

할 수 있는 방법은 그리 많지 않을 것이다. 그들은 나름의 비법으로 깊은 산에서 캔 약초를 먹기도 하고, 산에서 얻은 재료로 효소를 만들어 먹기도 한다. 어렵사리 전기를 끌어와 보금자리를 만드는 이도 있고, 산에서 나무를 해와 불을 때며 살아가는 이도 있다. 제각각의 방식으로 음식을 해먹고 자신이 개발한 명상법으로 마음을 다스리기도 한다. 그렇게 오랜 시간 지낸 후 완치 판정을 받았다는 이들은 다시 도시로 돌아갈 생각을 하지 않는다. 자연이 건강을 찾아주었기 때문이다.

제각각의 방식으로 산에서 생활한 그들에게는 단 한 가지 공통점이 있다. 바로 그들이 직접 깊은 산으로 걸어 들어가 제 손으로 약초와 나물을 캐고 효소를 담갔으며, 물고기를 잡고 나무를 했다는 것이다. 답은 그들이 모두 흙길을 꾸준히 제대로 밟았다는 데 있다.

2015년 보건복지부에 따르면 한국인 사망원인 1위는 암으로 밝혀졌다. 30대 이상을 기준으로 남성의 경우 약 32%, 여성의 경우 약 26%를 차지한다. 하지만 여전히 암을 남의 이야기라고 여긴다면 현대인을 괴롭히는 스트레스가 우리 인체에 끼치는 영향부터 알아보기로 하자.

스트레스를 받으면 먼저 신경이 자극되어 신체 각 기관에 전달되는데, 이때 각 기관이 긴장을 하게 되면서 생체 에너지가 불규칙하게 과소비되고 평소보다 더 많은 산소량을 필요로 하게 된다.

발이 변형되었을 때 또한 스트레스를 받을 때와 마찬가지의 신체 변화를 겪게 된다. 변형된 발은 불균형한 자세를 가져오게 마련이므로 이때도 많은 산소를 필요로 하게 되면서 호흡이 빨라지거나 고르지 못하게 되고, 자동적으로 심장박동도 빨라지거나 불규칙하게 되어 혈액순환이 원활하게 이루어지지 않는다. 그리고 혈액순환이 원활하지 못할 경우 발의 노폐물이 제대로 배출되지 못하고 쌓이게 된다.

신발 또한 건강의 중요한 요소이다. 굽이 높은 신발이나 발에 잘 맞지 않는 신발의 착용은 엄지발가락 외반증, 소지 압절, 굳은 살, 티눈 등 발의 구조상 결함을 유발하는 원인이 된다. 노폐물의 누적, 발의 고장 등으로 각 기관에 생체 에너지를 원활하게 공급할 수 없게 되어 신체 곳곳에 질병을 일으키게 되는 것이다.

02

발이 뒤틀리면
온몸의 축이 뒤틀린다

　우리 인체를 고층 건물에 비교해보면 알기 쉽다. 건축물에서 기초는 아주 중요한 부분이며, 건축물을 바로 서게 하는 근간이다. 아무리 뛰어난 건축물도 기초가 허물어지면 모든 것이 무너져 내릴 것이다. 인체의 기초 역할을 하는 발 역시 건강하지 못하고 변형된다면 골격의 변화를 일으켜 비대칭 체형으로 바뀌는 요인이 되며, 골격을 비롯한 인체의 모든 건강체계에 영향을 끼치게 된다.
　변형된 발이 건강체계에 영향을 미친다는 이야기가 믿기 어렵다면 인체의 척추를 전봇대에 비교해 보면 이해가 쉬울 것이다. 전봇대를 똑바로 잡아주는 것은 양쪽에서 균일한 힘으로 당기고 있는 철선의 로프들이다. 어떤 원인으로 한쪽의 가는 철선이 끊어진다면 다른 쪽 철선의 힘이 강해질 것이고 전봇대는 강한 쪽으로 기울게 될 것이다. 우리의 척추도 이 원리와 같다.

커다란 근육으로 유지, 보호되고 있는 척추도 어떤 원인으로 불균형이 일어나게 되면 자세가 기울어지고 결국 통증을 가져오게 된다. 대부분 불균형의 원인은 우리 인체의 도약판인 발의 변형으로부터 시작된다.

발의 뼈는 인체 모든 뼈의 4분의 1을 차지하고 발은 대부분의 체중을 받지고 있다. 만약 발의 구조가 정상에서 벗어나 있으면 발뒤축이 틀어질 수 있고 이와 연결되어 있는 다리 부위도 틀어져, 상부의 모든 직립 관절에도 영향을 초래한다.

서 있거나, 걷거나, 달릴 때 우리의 몸은 자세의 지배를 받으며, 발은 반드시 지면의 충격을 받게 된다. 한 발을 지면에 내디딜 때 충격은 발뒤축에서부터 다섯 개의 발가락으로 진행되면서 흡수 분산된다.

정상적인 발이라면 편안한 발뒤축과 움직임이 자유롭고 힘이 있는 발가락이어야 한다. 발뒤축이나 발목이 불편하거나 발가락의 모양이 바르지 않거나 힘이 없어지거나 뻣뻣함을 느끼면 발에 문제가 생긴 것이다.

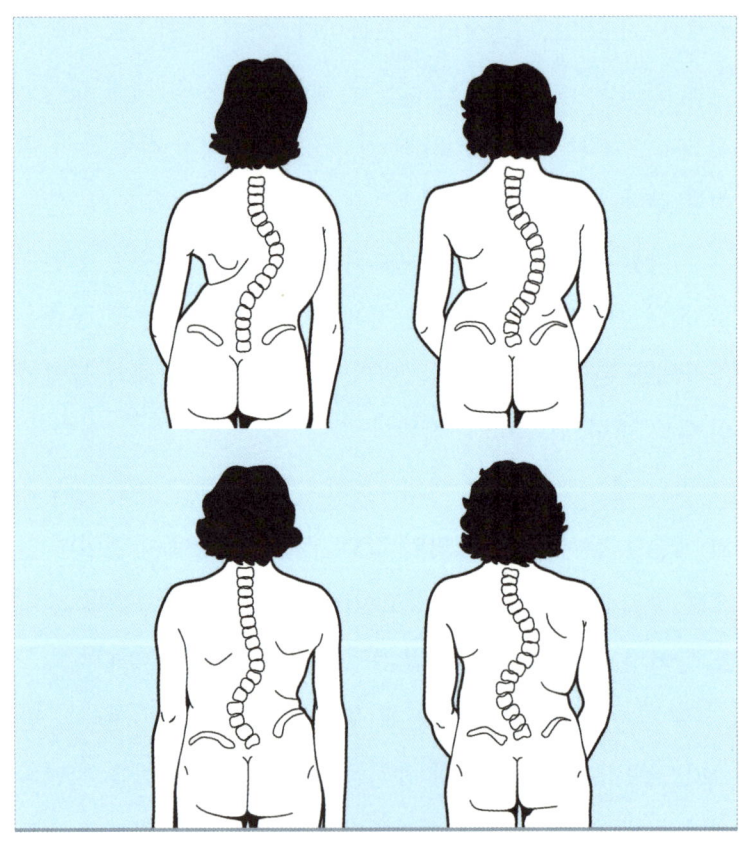
변형된 발이 척추에 미치는 영향

그런데 인체의 기초인 발이 변형됐을 때 신체에 오는 증상은 단순하지 않다. 어깨 높이가 달라지며 척추와 갈비뼈가 틀어질 것이고 심하게는 내장을 압박하게 될 것이다. 골반 또한 틀어지며 O자형, X자형 다리, 짝다리 등 슬관절이 변형된다. 혈액장애와 운동기능 쇠퇴, 발목 변형과 아치의 변형도 피하기 힘들다.

문제는 골격의 비대칭화에 있다. 인간의 생명을 관장하는 신경은 척추와 골격에 의해 보호, 유지되고 있기 때문에 비대칭, 즉 골격의 부정렬이 건강의 위협을 가져오는 것은 당연한 이치다.

척추를 구성하는 미추, 천추, 요추, 흉추, 경추 모두 발을 기초로 하여 수평을 유지한다. 발이 안정된 상태일 때는 걸을 때도 각 부위의 관절이 안정된 형태로 보존된다. 하지만 발이 불완전한 상태일 경우 걷기를 시행했을 때는 각 부위의 관절도 안정되지 않아 쉽게 손상을 입게 되며, 특히 체중이 많이 실리는 발목, 무릎, 골반, 요추, 흉추, 경추까지 신체의 거의 모든 부위에 통증을 느끼게 된다.

발 때문에 비염이 생길 수도 있다

발과 인체 간의 상관관계는 1940년 미국의 소올(Dr. William M. Scholl)이 그의 저서 『The Feet and Carel』, 『Feet troubles

Affect the System』에서 근골의 배치상 발의 고장은 위로 파급되어, 발이 떠받치고 있는 신체각부의 두통, 허리와 목의 병, 소화기계통의 장애, 내분비계 이상과 만성피로, 하지의 고장 등에 이르기까지 전반적인 문제를 일으키게 된다고 지적하고 있다. 따라서 대부분 병의 원인은 발에 있으며, 그 근거로 환자의 95% 이상이 발에 이상이 있었음을 밝혔다.

1935년 일본의 니시는 발의 모세관 작용의 구조를 밝히고 발의 중요성을 역설했다. 그는 연구를 통해 발의 고장은 반사 체계에 의해서 인체에 다양한 영향을 미치게 된다고 발표했다. 우측의 발이 고장나면 하중이 전달되는 부담에 따라 반대측 발의 족관절이 균형을 잃고 고장을 일으키면서 복사뼈를 중심으로 한 뒤꿈치와 그 주위에 통증을 유발한다. 그리고 이를 치유시키려 하는 작용이 다시 반대편 무릎에 과부하를 걸리게 해 관절염과 통증을 일으킨다.

이는 다시 골반변위, 척추측만, 어깨와 목의 사경을 일으키게 되는데 이 과정에서 하행결장부는 좌늑골과 좌장골간의 협곡장해를 받아 장 연동이 저하되면서 변의 정체를 일으킨다. 반면 우늑골은 그 간격이 확대되어 간에 무리를 줌으로써 간장병은 우측 발 고장인 사람에게서 다발적으로 발생한다. 연이어 반사는 좌 늑간 신경통과 우측 폐의 고장, 심장과 좌경비통, 편도선염을 비롯해 파급 효과는 머리 위까지 미친다. 결국 질병은 약점에 집중된다.

발의 이상이 전신으로 반사하면서 일으키는 증상은 머리카락에서부터 발가락 끝까지 이른다. 특히 머리카락이 일찍 세거나 탈모증 등은 우측 발이 고장 난 사람에게서 많이 보이는 증상이다.

코, 눈, 귀, 입, 피부, 치아, 편도, 식도, 경추, 갑상선샘의 병은 발의 잘못된 고장을 바로잡으려고 하는 두부의 항상성에 의해 일어나는 역학적 충돌이 직접적인 원인으로 작용한다. 발은 폐식기관(코와 부비상, 기관지와 폐를 잇는 기관을 총칭) 전체에도 큰 영향을 미친다.

예로부터 잘 낫지 않는다는 기관지 질환 중 하나인 천식과 해소는 발 관리와 *각탕요법으로 치료한다. 축농증과 비염, 콧물감기, 폐렴, 폐결핵도 발 관리를 잘하면 쉽게 낫는 병 중 하나다. 폐결핵 환자의 무릎은 관절에 금이 가 있고, 나약한 발의 영향으로 많은 폐결핵 환자가 발생되고 있다.

최근 통계청 자료에 따르면 우리나라에는 아직도 폐결핵 환자가 75만 명이나 존재한다고 한다. 눈은 발로부터도 가장

● 일종의 열 요법으로 발을 뜨거운 물에 담금으로써 혈관이 확장되어 혈액순환이 좋아지고 몸이 따뜻해져 자연치유력이 회복된다.

멀리 있고 심장보다도 위에 있다. 그런데 발의 부종은 눈을 빨리 고장나게 하는 원인이다. 올빼미의 경우 다리를 다치면 동공과 홍채에 출혈을 일으킨다.

특히, 경추 4번은 발 고장과 맞닿는 반사점이다. 목의 고장은 이내 갑상선샘을 고장나게 한다. 젊은 주부들에게 많은 갑상선 기능 항진증과 저하증의 원인도 발에 있다. 목이 약해지면 임파계의 중심이 되는 편도선에 문제를 일으켜 면역력을 저하시키는 원인이 된다.

심장은 발의 모세관 작용에 의하지 않고는 결코 순환을 일으키지 못하는 기관이다. 51억 개의 혈관 가운데 30억 개의 모세혈관이 발에 집중된 것은 발이 제2의 심장임을 입증하는 단서이다. 반사요법(Reflexotogy) 또한 심장의 병은 발의 치료를 통해 가장 잘 낫는 병이라고 규정하고 있으며, 생식기 계통은 역학상 발의 영향이 가장 먼저, 가장 빠르게 전달되는 기관이다.

성호르몬 작용을 지배하는 생식선샘은 단단한 골반으로 보호되고 있지만, 발 고장의 영향이 직접적으로 미치는 위치에 놓여 있다. 현대의학에서도 발의 건강은 성(性) 건강과 매우 밀접함을 밝히고 있다. 예를 들어 중국에서는 발을 제2의 성기로 여겨왔다. 옛날에는 발목이 약하거나 발뒤꿈치가 고장나면 아기를 잘 낳지 못한다고 했다.

03
건강의 열쇠가 되는 발을 주목하라

우리 조상들은 이미 오래전부터 인체의 건강과 발은 밀접한 관계를 지니고 있다는 사실에 대해 알고 있었다. 발만 물에 담그는 탁족, 혼인 첫날 신랑의 발바닥을 때리는 일, 양반다리 자세에서 발을 주무르는 행위 등은 우리 조상들이 발의 중요성을 일찌감치 깨달았다는 증거라고 할 수 있다.

고대 이집트의 벽화에서도 환자의 발을 치료하는 상형문자가 발견되었으며, 『동의보감』을 통해서도 수승화강, 두한족열 방법 등으로 병을 고친 사례를 찾아볼 수 있다. 동서양을 막론하고 발의 중요성을 강조하고 있으며 현대 의사들 대다수가 이에 공감했다.

우리 인체의 핏줄의 길이는 약 12만km에 육박한다. 이는 왕복 400km인 경부고속도로를 133번 왕복할 수 있고 지구를 세 바퀴 반이나 돌 수 있는 길이다. 이렇게 긴 핏줄을 이해한다면 혈액순환이 얼마나 중요한지 알 수 있다. 우리 몸의 온도를 1도 올리면 면역력이 6배 증가하며 반대로 1도가 내려가면 면역력이 30배 감소하는 것으로 밝혀졌다. 혈액순환이 인체에 얼마나 중요한지 알 수 있는 대목이다.

발이 건강해지면 인체에 어떤 변화가 생길까?

첫째, 혈액순환이 원활해져 몸이 따뜻해진다.

둘째, 감기는 물론 각종 질병에 대한 면역력이 생긴다. 몸에 좋은 음식, 비싼 약을 먹는다고 해서 몸이 건강해지는 것은 아니다. 그것을 운반하는 혈액이 원활하게 순환되어야 좋은 음식과 비싼 약이 가치를 발휘할 수 있다.

건강 전문가들은 말한다. 기능성 신발을 구입해서라도 걸어라, 건강식품을 먹어도 걸어라, 심장병 환자, 고혈압 환자도 걸어라. 무조건 걸어야 한다고 말한다. 걷기 열풍이 일었던 것도 모든 질병으로부터 안전할 수 있는 방법은 걷기이기 때문이다. 걷기의 효능은 발을 자극하여 혈액순환을 원활하게 만드는 데 있다. 하지만 무작정 걷는다고 해서 건강을 찾을 수 있을까. 정답은 아니다. 발 관리가 전혀 되어 있지 않은 현대인들의 경우 균형을 이루고 있지 않은 발로 무조건 걷게 되면 오히려 건강을 악화시킬 수 있다.

발은 평생 지구의
여섯 바퀴를 걷는다

80세가 되었다면, 평생 지구의 여섯 바퀴인 25만km가량을 여행한 것과 같다고 했다. 오늘도 인체의 가장 밑바닥에서 자신의 체중보다 20~30% 더 많은 무게를 지탱하고 있는 발은 인체의 모든 구조에서 노예의 생활을 하는 것이나 다름없다.

발은 걷는 동안 심장이 뿜어낸 피를 인체의 가장 밑바닥에서 펌프질 해 다시 심장으로 돌려보내는 역할을 한다. 발 건강이 곧 인체의 건강이라는 이유는 여기에 있다.

최근 미국 족부의학협회의 보고에 따르면 60대의 약 63%가 일상생활을 하기 힘들 정도의 발 통증을 가지고 있다고 하며, 미 의학 보고는 우리 몸의 80~90%에 달하는 질환이 발에서부터 시작한다고 밝혔다.

을지병원 족부정형외과 이영구 교수는 '많은 사람들이 발에 무관심해 발의 통증 정도는 신경 쓰지 않고 넘어가는 경향이 있다'며, '발에 나쁜 습관이나 질병 등을 알고 개선하면 발의 통증이 악화되는 것을 피할 수 있다'고 했다.

발은 체중의 120%에 해당하는 하중을 받는다는 것을 감안할 때, 70kg의 체중을 가진 사람이 살짝 점프한다면 발에는 약 85kg의 몸무게가 실리게 되며, 1km를 걷는다면 발은 16t의 무게를 지탱하는 셈이 된다. 이렇게 쉴 새 없이 노예처럼 혹사당하고 있는 발이 건강한지 체크하는 것은 필수다. 특히, 마라톤, 등산, 조깅 등 과도한 운동을 자주 한다거나 8시간 이상 오래 서 있어야 하는 직업을 가진 경우, 또한 평발이거나 아치가 높은 발을 가졌다면 걷기 전에 발의 건강상태부터 반드시 확인해야 한다.

발의 큰 근육은 압력에 잘 견디지만 아치 아래와 발가락 사이의 작은 근육은 압력을 잘 견디지 못해 발의 피로가 발생한다. 발의 피로와 통증이 지속되면 발바닥 근육에 염증이 생기는 족저근막염이 발생할 수 있다. 특히 체중이 급격하게 증가했거나 비만인 사람은 발의 아치에 체중이 많이 실리기 때문에 자주 발의 피로를 호소하는 경향이 있다.

발은 심장과 가장 멀기 때문에 혈액순환이 원활하지 못하면 감각이 떨어지는 등의 문제가 발생한다. 나누리병원 정형외과 윤재영 진료부장은 '말초동맥질환을 앓고 있는 사람은 발끝 혈관에 여러 종류의 노폐물이 끼거나 막혀 피가 공급되지 못해 피 속 영양분이 근육과 세포에 공급되지 못하고 손발이 저리고 차가워질 수 있다'며, '혈관의 막힘 정도가 심하면 염증이 생기고 썩어 들어가 해당 부위를 절단해야 하는 경우도 발생한다'고 말한다.

특히 당뇨병을 오래 앓은 사람도 신경과 혈관에 장애가 생기면서 처음에는 발이 시리거나 저리고 화끈거리는 증상이 나타나다가 상처가 나면 아물지 않고 괴사하는 족부질환이 생길 수 있다.

전체 당뇨병 환자의 15%가 이와 같은 '당뇨 발'을 갖고 있는 심각한 상황이다. 발 감각이 떨어지는 당뇨병 환자는 발에 작은 상처를 입거나 무좀이나 습진이 생겨도 모르는 경우가 많으므로 당뇨병 환자들은 자신의 발을 정기적으로 검사받아야 한다. 발에 상처가 나지 않도록 발톱을 깎을 때도 조심해야 하며 찰과상, 통증을 주는 신발은 피해야 한다고 전문가들은 권고한다.

04
디스크 치료는 근본 치료가 아니다

　발이 척추에 미치는 영향을 알아보기 위해 먼저 척추의 구조에 대해 알아보자. 척추에는 33개의 추골(Vertebae)이라는 뼈가 있다. 천골은 추골 5개가 모여 한 개의 뼈를 이룬 것으로, 천골 아래에는 4개의 뼈로 이루어진 미골 또는 미저골이라 불리는 부속기관이 있다.
　척추는 옆에서 보면 완만한 곡선을 이루고 있는데 크게 4종류로 구분할 수 있다. 7개의 추골로 이루어진 경추와 12개의 추골로 이루어진 흉추, 5개의 추골로 이루어진 요추, 5개의 추골 융합으로 이루어진 천추가 그것이다. 그 밖에 4개의 추골 융합인 미추가 있다.

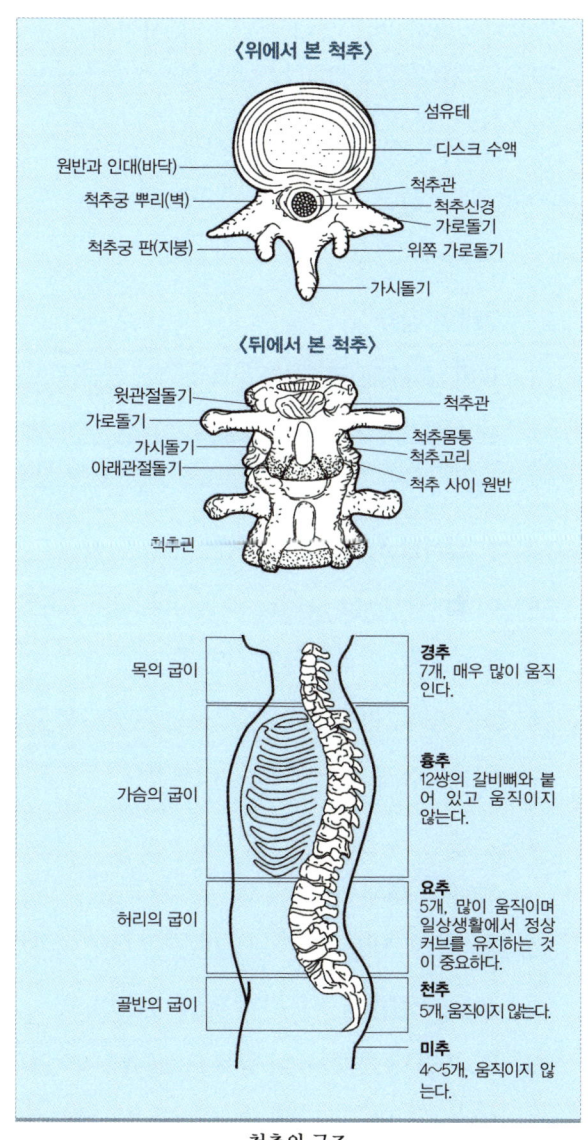

척추의 구조

척추가 손상되면 우리 몸의 자율신경계로 조절되는 방광을 비롯해 내장기관의 조절이 원활하지 않으며, 운동과 감각 등의 신경계에 이상이 생기면서 아래쪽으로는 운동 신경의 마비를 초래할 수 있다.

7개의 경추

1 **머리 뇌하수체, 교감신경** 두통, 신경통, 불면증, 고혈압, 편두통
2 **눈 시신경, 청각신경, 유양돌기** 편두통, 만성피로, 간질, 소아마비
3 **혀, 삼차신경** 신경통, 신경염, 여드름, 습진
4 **눈, 입, 귀** 난청, 중이염, 축농증, 비염, 구내염
5 **성대, 인후** 인후염, 편도선염, 두통
6 **경근, 어깨, 편도선** 어깨경직, 편도선염, 백일해, 전두통
7 **갑상선, 어깨** 갑상선 질환, 어깨경직

12개의 흉추

1 **손, 식도, 기관지** 천식, 호흡곤란, 기침, 기관지염, 심장
2 **심장, 관상동맥** 심장기능 장애, 심장병, 폐
3 **폐, 기관지, 늑막, 가슴, 유두** 기관지염, 늑막염, 폐렴
4 **담낭, 총담관** 담낭질환, 황달, 담석, 담낭포진

5 **간장, 혈액** 간장 질환, 발열, 저혈압, 빈혈, 관절

6 **위, 대 내장신경** 위 질환, 신경성위염, 백혈병, 딸꾹질

7 **췌장, 십이지장, 대 내장신경** 당뇨병, 궤양, 위염, 십이지장염

8 **횡경막, 대 내장신경** 십이지장염, 백혈병, 딸꾹질

9 **부신, 대 내장신경** 알레르기, 두드러기

10 **신장, 소 내장신경** 신장질환, 동맥경화, 신우염, 만성피로

11 **신장, 요관, 소 내장신경** 피부병, 여드름, 습진, 자가중독

12 **소장, 신장, 최소 내장신경** 류마티스, 불임증, 부인병, 전립선

5개의 요추

1 **대장, 결장** 변비, 대장염, 설사

2 **충수, 맹장, 대퇴부** 정맥류, 맹장염

3 **성기, 고환, 자궁, 방광** 방광질환, 생리장애, 성병, 야뇨증

4 **전립선, 요근, 좌골신경** 무릎통증, 좌골신경, 요통

5 **하퇴부, 발, 발목** 하지약화, 발냉증, 좌골신경, 요통

천골(선골)

좌골, 둔부, 방광, 성기 성기능장애, 방광염, 자궁암, 만성 난소증

미골
직장, 항문 꼬리뼈 통증

미골 통증은 엉덩방아를 찧으며 넘어지는 경우 직접적인 타박이 원인이 될 수 있지만 대부분은 많은 근육들에 의해 통증이 발생한다. 통증이 발생하면 의자에 앉거나 서는 것이 불편하여 환자들이 안절부절못하는 경우가 많은 편이다. 정확한 원인을 조사해 치료하는 것이 바람직이다.

고관절

고관절은 골반과 대퇴골을 잇는 관절로 그 둘레는 섬유성 연골의 관절순이 둘러싸고 다축성 운동을 제한한다. 관절의 안쪽을 둘러싸는 인대와 바깥쪽의 인대에 의해 관절이 보호된다.

05
발이 바르지 않으면 바르게 걸을 수도 없다

 꾸준한 운동이 사망률을 낮춘다는 것은 잘 알려진 의학상식이다. 전문가들은 건강을 위해 하루 30분 이상 걷기 운동을 권한다. 일주일에 1~2시간을 걷는 사람이 그렇지 않은 사람에 비해 심장을 비롯해 혈관 질환에 걸릴 가능성이 25~50% 가량 낮아진다는 연구결과도 있다.
 걸을 때는 평상시 정도로 걸어도 운동 효과는 있지만 특히 1시간에 5~6km를 걷는 정도로 약간 빠르게 걸으면 그 효과는 더욱 커진다. 또한 이 속도로 운동하면 강도가 더 센 운동을 했을 때보다도 몸속의 지방을 분해하는 효과가 더 크다고 한다. 걷기는 어떤 장비도 기술도 필요 없으며 누구에게나 해로움이 거의 없는 운동이지만 바른 자세로 걸어야 부상을 예방할 수 있다.

몸은 바르게 펴고 시선은 5~6m 전방을 주시하며, 발은 어깨 넓이로 벌리고 11자가 되게 해야 한다. 발이 지면에 닿을 때에는 뒤꿈치, 발바닥 전체, 앞부분 순서가 되도록 해야 한다. 여기에서 꼭 알아야 할 것은 우리의 발이 딛는 바닥에 관한 것이다. 도시화로 인한 딱딱한 도로는 쿠션 역할을 전혀 하

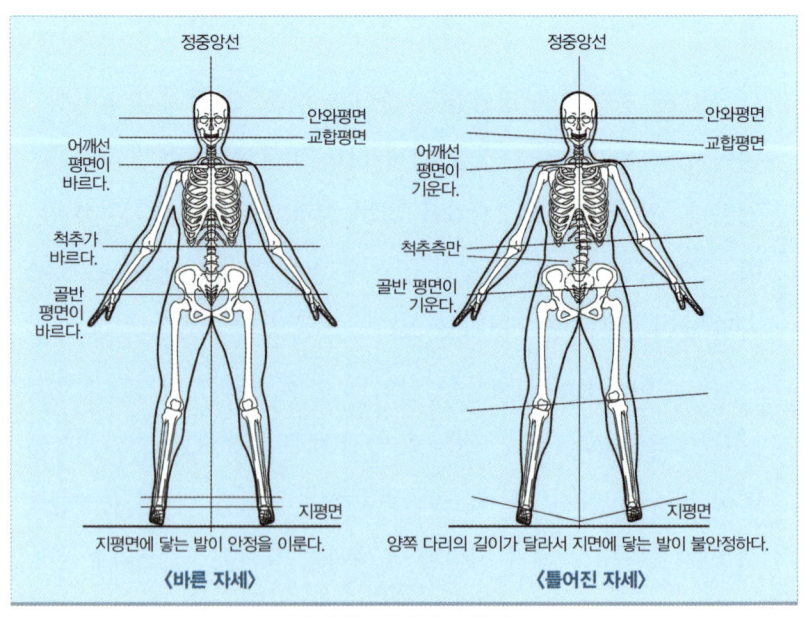

바른 자세와 틀어진 자세 비교

지 못하고 오히려 발 질환의 주범이 되고 있기 때문이다.

'평발'이나 까치발이라 불리는 '요족'과 같이 이미 변형된 발은 바른 자세로 교정을 한 후 걸어야 원활한 혈액순환의 효과를 얻을 수 있다.

한양대병원 관절재활의학과 발 클리닉 박시복 교수는 '발 관련 질환이라도 모두 수술이 필요한 것은 아니다'라며 증상에 따라 소염진통제 등을 통한 약물치료, 온열치료나 전기치료 등 물리치료, 관절강내 주사 등 주사치료, 깔창 보조기와 같은 보조기 등을 이용해 치료가 가능하다고 설명했다. 걷기 운동에서 가장 중요한 도구인 신발을 고를 때 발을 신발에 맞추는 것이 아니라 신발을 발에 맞춰야 한다는 것이다. 그만큼 발이 편안해야 건강을 회복할 수 있다는 결론이다.

당신의 잘못된 걸음걸이가 통증을 부른다

발에는 총 3개의 아치(족궁), 즉 내측족궁, 외측족궁, 횡궁이 존재한다. 이 족궁은 인체의 받침대 역할을 수행하며 전신의 체중과 기타 하중을 떠받치면서 충격을 흡수한다. 중력을 받을 때는 평평해지고 중력을 받지 않을 때는 원래 위치로 전환된다. 족궁을 형성하는 골격들은 인대를 비롯해 근, 건으로 연결되어 있기 때문에 바르지 못한 걸음걸이는 족궁을 너무 높이거나 낮아지게 하는 등의 변화를 가져온다.

족궁의 변화는 인체의 통증을 유발시켜 바르지 못한 걸음걸이를 유도하고 다시 족궁의 변화를 초래하는 것으로 악순환된다. 발목통증-무릎통증-골반통증-요추통증-흉추통증-경추통증-두통까지 유발하게 된다.

인체의 족궁은 약 9~12세에 성숙한다. 발바닥의 움푹 팬 아치 모양의 족궁이 그 특유의 유연성으로 평탄하지 않은 지면에 적응하여 자신의 체중이나 이동할 때 일어나는 충격을 흡수하게 된다. 이것은 터널이나 다리 등의 커다란 건축물에서 거대한 하중을 지탱할 때 아치 구조를 이용하는 것과 같은 원리다. 제2의 심장인 발바닥의 펌프작용은 걷지 않으면 그 기능을 다하지 못하고 발이 건강하지 못하면 혈액순환의 장애를 일으키게 된다.

발의 상태를 파악하고 분석한 후 불균형한 발, 건강하지 못한 발이라는 것이 판명되면 반드시 교정을 해야 건강 또한 교정된다. 발의 이상이 발가락 모양의 변형부터 발목, 무릎관절, 골반, 허리까지 이어진다는 것을 인식하는 사람은 드물었다.

그런데 이런 발의 불균형을 가져오는 것은 거의 대부분이 신발에서 비롯된다. 실제, 하이힐을 즐겨 신는 한 여성은 자신을 괴롭히는 골반통증이 신발 때문이라는 사실을 상상조차 하지 못했다. 병원 진료 후에야 통증이 신발에서 기인한다는 것을 깨닫게 되었고 편안한 신발 착용을 습관화 한 이후부터 증상이 나아지기 시작한 예도 있다.

발 건강을 지키기 위해 신발의 선택은 무척이나 중요하다. 신발을 고를 때는 체중의 1% 정도의 무게를 가진 것을 고른다. 60kg의 체중을 가진 사람이라면 600g 정도 무게의 운동화를 선택해야 발에 무리가 가지 않는다. 전체 인구의 약 80%가 무릎, 고관절, 적주, 복 부위의 통증을 경험하는데 이들 중 상당수가 변형된 발로 인해 초래된다는 것을 알면 놀랄 것이다. 미국의 통계에 따르면 5명 중 4명이 발에 문제를 가지고 있고, 이로 인해 여러 증상이 있다고 보고되고 있다. 우리 몸의 각 부분은 사슬처럼 연결되어 있어 발에 이상이 생기면 신체 다른 부위에 통증을 수반한 여러 가지 다양한 이상 징후가 나타나는 것이다.

선진국에서는 이 점에 주목하여 변형된 발의 형태와 구조를 교정함으로써 발은 물론 몸 전체의 부조화와 불균형을 바로 잡으려는 임상역학 치료를 꾸준히 해왔고, 임상역학 치료의 한 가지 방법으로 다양한 형태의 발 교정구를 개발하여 신발에 넣어 신고 다니도록 한 결과, 그 탁월한 치료효과가 의학적으로 검증되고 있다.

잘 걸으면 만병이 낫는다

걷기는 성인병 예방은 물론 다이어트, 골다공증 치료에도 도움이 되고 콜레스테롤 수치를 낮춘다. 또한 우울증을 해소해주고 스트레스 극복에도 도움이 되며 몸속의 노폐물을 자연스럽게 배출하게 도와준다고 알려져 있다. 관절이나 심폐계통에 거의 무리를 주지 않으니 걷기야말로 쉽고 효율적인 운동인 셈이다.

걷기는 건강을 책임지는 운동임에 틀림없다. 하지만 어떻게 걸을 것인가가 관건이다. 무작정 걷기만 하면 되는 것인가 의문을 갖게 한다. 건강을 위해 걷는다면 효과적으로 걸어야 한다.

첫째, 가장 먼저 효과적으로 걷는 방법은 모래 위를 걷는 것이다. 모래 위를 걸으면 아스팔트 위를 걸을 때보다 두 배의 에너지가 필요하기 때문이다. 아스팔트를 걷는 것보다 모래 위를 걷는 것은 다이어트 효과를 두 배로 높이는 방법이다.

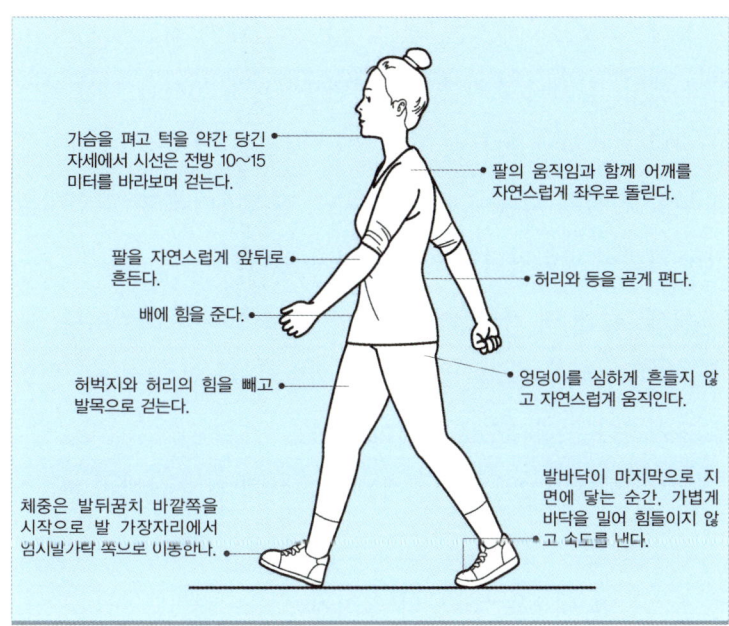

바른 걷기 자세

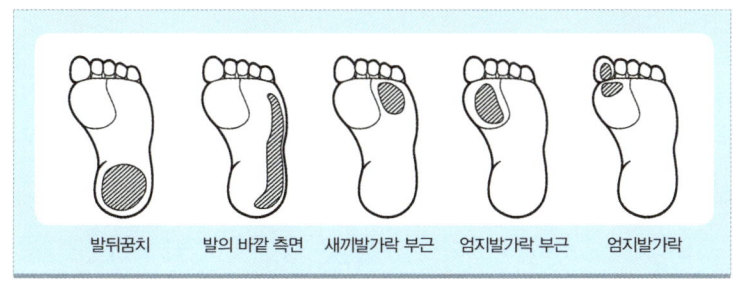

발바닥이 닿는 순서

둘째, 히포크라테스는 '걷는 것은 인간에게 최고의 보약'이라고 했다. 걷기의 효과를 얻으려면 1주일에 20시간 이상 걸어야 한다. 1주일에 20시간 정도 걷는 사람은 걷지 않는 사람보다 뇌졸중 발생 확률이 40%가 낮고, 심장마비에 걸릴 위험은 50% 가까이 낮아진다는 연구 결과가 있다.

셋째, 걸을 때 가장 중요한 것은 바로 발의 움직임이다. 무게중심이 발뒤꿈치 - 발 바깥쪽 - 새끼발가락 - 엄지발가락 순으로 옮겨간다는 생각으로 걸어야 한다.

넷째, 식사 후 2시간 이전에는 무리하게 걷지 않아야 한다.

다섯째, 주기적으로 걷는 운동을 해야 한다. 걷는 것은 남성 호르몬인 테스토스테론의 생성에 도움이 될 뿐 아니라 스트레스 호르몬으로 알려진 코티솔의 수치를 떨어뜨리기 때문이다.

관절에 무리가 가지 않도록 느린 속도로 걸어야 한다. 점점 속도를 높여가되 옆 사람과 이야기를 할 때 약간 숨이 찰 정도의 속도를 유지해야 한다. 또한, 걸을 때는 턱을 치켜들거나 숙이지 않는 것이 중요하다. 정면을 응시한 상태에서 적당히 턱을 당긴 자세를 유지하면 된다. 시선이 발쪽을 향하게 되면 산소 섭취량에도 영향을 끼친다는 것을 잊지 말아야 한다.

걷기 하나로 얻을 수 있는 것은 건강만이 아니다. 아킬레스건 주변의 군살이 사라져 섹시한 발목을 갖게 되며, 자연스레 힙 업의 효과를 얻을 수 있어 몸매 교정까지 되니 일거양득이다.

효과적인 걷기가 가져오는 9가지 효과

1 규칙적으로 걷기 운동을 하면 심장의 기능을 개선시켜 심장마비를 37%나 예방할 수 있다. 혈압과 콜레스테롤 수치, 혈액의 점도를 낮춰 심장질환의 위험성을 반으로 떨어뜨린다.

2 골다공증을 예방힌다. 칼슘을 많이 섭취해도 근육을 사용하지 않으면 칼슘이 빠져나가 뼈가 약해지고 심한 경우 골다공증이 생길 수 있다. 걷기 운동은 온몸의 근육과 뼈를 강화시켜 골다공증에 걸릴 위험성을 3분의 1 가량 낮춘다.

3 혈액순환을 원활하게 해준다. 걷기 운동을 통해 혈압을 내리는 작용을 하는 도파민 호르몬이 증가한다.

4 당뇨병을 예방한다. 과식이나 운동 부족 또한 당뇨병의 원인이 된다. 일정 시간 속보(1시간에 6km)를 하면 혈당을 두 배 가량 떨어뜨리는 효과가 있다.

5 비만을 예방한다. 복부의 지방을 줄이고자 하는 사람, 콜레스테롤이 걱정되는 사람은 격렬한 운동보다는 걷기와 같

이 편한 운동을 장시간 지속적으로 하는 것이 효과적이다. 단, 체지방 분해는 하루 30분 이상 걸을 때부터 나타나므로 오래 걷는 것이 중요하다.

6 고혈압을 개선하는 데 걷기는 가장 좋은 운동이다. 응고된 혈액에 의한 뇌졸중의 발생 가능성이 절반 가까이 낮아진다.

7 스트레스 해소에 도움이 된다. 걷기를 하면 뇌에 적당한 자극을 줘 자율신경의 작용을 원활하게 해주므로 스트레스 해소와 집중력 향상에도 도움이 된다.

8 달리기와는 달리 관절의 부담을 몸무게 정도로 유지하면서 관절 부위 근육을 강화시키고 관절염의 악화를 막는다.

9 폐활량 증가로 폐질환 발생 가능성이 감소한다.

06
혈액순환은
약으로 해결되지 않는다

 모든 질병은 혈액순환이 원활하지 못한 것에서 시작된다고 본다. 혈액순환이 되지 않아 영양소가 풍부한 건강한 혈액이 공급되지 않으므로 차가워지고 저리며, 오랜 시간 흐름이 정체되면 마비가 올 수도 있으며, 그곳에 있는 장기가 일을 잘하지 못해 문제가 발생한다.

 위(胃)의 순환이 안 좋아지면 위염이나 소화불량, 더부룩함을 느끼게 되고, 장(臟)의 순환이 안 좋으면 변비나 복부의 비만, 복통이나 설사를 동반하게 되는 것이다.

 그런데 발 건강 관리란 가장 우선적으로 병을 고치는 것에 목적이 있는 것이 아니다. 혈액순환이 원활하지 않은 발을 만

짐으로써 순환을 촉진시키는 역할을 하는 것이므로, 순환의 문제로 생기는 질병에는 모두 영향을 미친다고 볼 수 있다. 피로나 스트레스, 변비나 비만, 당뇨나 요통 등에도 발 관리는 커다란 도움이 된다.

발 증상으로
건강 체크하기

발가락이 누렇다

신장과 간장이 약해졌을 때의 증상이다. 혈액 속의 여러 가지 독소가 완전히 분해되지 못해 누런색을 띠게 된다.

발이 붓는다

간 기능이 저하되면 누구나 이런 증상이 나타나지만 자고 일어나서도 이런 증상이 지속되면 간 기능 저하를 의심해 볼 수 있다.

발이 저리다

혈액순환이 순조롭지 못할 때 나타나는 증상이다. 특히 비만인 사람에게 많이 나타나는 증상으로 심장병이나 고혈압의 위험이 따르게 된다.

둘째, 셋째 발가락에 이상이 있다

위장에 이상이 있을 경우는 둘째, 셋째 발가락이 뒤틀리거나 굳고 통증을 동반한다.

발이 차다

신체가 허약한 사람들은 대체로 발이 찬 경향이 있으며, 특히 발이 찬 여성은 냉증에 걸리기 쉽다.

뒤꿈치나 엄지발가락에 이상이 있다

우리 몸속의 당분은 인슐린과 아드레날린의 상호 견제로 균형을 유지한다. 따라서 뒤꿈치에 이상이 생기면 아드레날린의 과잉 분비에 의한 당뇨병을, 엄지발가락에 이상이 생기면 인슐린 부족에 의한 당뇨병을 의심할 수 있다.

발바닥 중심 부분의 아치가 형성된 부분이 부어 있다

몸이 아픈 데는 없으나 아침에 눈을 뜨면 몸이 나른하고, 다리가 천근만근이 되는 것처럼 무거우며, 오후만 되면 쉽게 피로해지는 경우에는 가스가 많이 차 있을 가능성이 있다.

발등이 부어 있다

혈액순환 장애로 수분이 배출이 안 되기 때문이며, 임파계나 신장이 약해지기도 한다.

복숭아뼈 둘레가 수북한 느낌이다

과잉지방에 의한 경우가 많으며 관절염으로 고생할 수 있다.

발가락과 발가락 사이가 잘 벌어지지 않는다

단백질이 분해될 때 생기는 맹독성을 가진 요산은 육류, 생선을 즐기는 사람의 발바닥에 분말처럼 있다가 점점 단단하고 굵은 알맹이가 되어 단단하게 돌이 박힌 것처럼 발가락 사이와 발바닥에 쌓여 혈행을 둔화시키는 원인이 된다. 담즙이나 신장 결석은 요산의 증가로 생긴 질환이다.

건강을 위해 꼭 지켜야 할 3가지 원칙

몇 해 전만 해도 성인병으로 불리던 질환이 이제는 생활습관 병이라는 새로운 호칭을 갖게 되었다. 특히 악성질환으로 대표되는 암, 심장질환, 뇌졸중도 생활방식을 개선하고 환경으로부터 나쁜 영향을 피함으로써 발병을 늦추거나 나아가 예방할 수 있음을 알게 된 것이다.

그중에서도 가장 중요한 것이 식사와 운동, 바른 자세를 가져야 한다는 것이다. 사람의 특수성은 똑바로 서는 자세에 있다. 이 때문에 머리 부분의 무게가 척추에 집중되고, 그 무게를 지탱하기 위해 척추의 구조를 활처럼 휘어지도록 하였다. 1920년 인도에서 발견된, 늑대에 의해 키워진 아이는 척추가 활처럼 휘어지지 않았고, 그 짧은 생애 동안 똑바로 선 자세에서 달릴 수도 없었다고 한다.

이처럼 사람은 환경의 지배를 받는 동물이며 특히 유아기의 행동은 주위의 사람들을 모델로 해서 사람다운 행동을 해가는 것임을 말해주고 있다.

우리는 뼈나 관절이 성장하면서 그 형태와 기능이 자연스럽게 사람다워진다고 믿기 쉽다. 하지만 유아기와 아동기를 통해 계속해서 나쁜 자세나 행동을 하고 있으면 척추가 부자연스럽게 휘어 버리거나 충분히 튼튼하게 자라지 않을 수도 있다는 것이다.

가장 이상적인 자세는 정면으로 사람을 보았을 때 귀와 귀, 어깨선, 골반의 높이가 각각 한쪽으로 기울어지지 않고 양쪽이 균형 있게 좌우대칭을 이루고 눈썹과 눈썹 사이의 미간, 인

중, 목 밑의 움푹 들어간 부분인 목절흔, 배꼽 등이 일직선상에 있어야 하며, 옆에서 보았을 때 귓구멍, 어깨 중심선, 고관절의 중심선, 무릎관절을 이루고 있는 슬개골 뒤쪽, 바깥쪽 복숭아와 일직선상에 있을 때 가장 이상적인 자세라 할 수 있다.

part
2

인체 뼈의 1/4이 발에 있는 이유

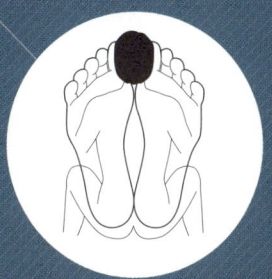

01
미국, 영국, 호주는 족부학 선진국

족부학이란 족부에 대한 해부학, 병리학, 생리학 등의 기초의학은 물론 인체공학을 심도 있게 다루고, 발과 다리에 대한 진단, 치료, 예방의 전반적인 진료를 맡고 있는 전문적인 의학의 한 분야이다. 이미 미국, 캐나다, 영국, 호주 등의 선진국에서는 의과대학에 발 전문 학과 과정이 있고 의사면허제도도 있다. 아직 우리나라는 이런 의학적 접근이 부족한 형편으로 재활의학, 정형외과에서 접근을 시도하고 있지만 더 전문적인 교육과정이 필요한 실정이다.

발은 제2의 심장이라고도 할 만큼 그 중요성이 확인되었는데 막상 국내 학계에서는 이런 부분이 제대로 받아들여지지 않고 있다. 하지만 최근 여러 분야에서 도입을 계획하고 있으니 곧 제대로 된 교육제도와 면허제도가 생기지 않을까 기대해 본다.

족부의학은 말 그대로 발에 대한 진단 및 치료를 하는 전문적 의학으로, 발뿐 아니라 하지에 대한 인체공학적, 해부학적, 신경학적인 접근을 한다. 선진국에서는 족부의사들이 처방은 물론 수술도 하지만 국내에선 족부의사 제도가 없기 때문에 족부보조기나 하지보조기 등을 다루는 선에서 머물고 있다.

현대인이 앓고 있는 질병들의 많은 문제는 발에서 시작된다. 족부학은 이런 발에서 시작되는 문제를 찾아서 치료하는 의학의 한 분야이다.

근골격계의 질환에서 발로부터 시작되는 문제는 우리가 생각하는 것보다 많은데 이를 해결함으로써 여러 종류의 통증을 치료한다.

루터(Lutter)에 의하면 무릎통증의 77%가 발로 인한 것이고, 로스뱃(Rothbat)에 의하면 81명의 환자 중 78%가 발을 치료함으로써 요통이 치료되었다고 한다. 또한 브링크 스터드(Brink Stude)에 의하면 골프 스윙속도가 7% 증가하였다고 하고 비거리가 9~15야드 향상되었다고도 한다. 장거리 달리기에서는 산소소모량이 10% 감소했다고 한다.

미국에서는 발 보조기가 보험처리가 되며 여러 분야에서 적극적으로 활용되고 있다. 특히 무릎관절의 부분적인 관절염과 부분적 하지 통증 등에 효과가 있고 청소년기에 성장통(족부통증)이나 보행 시 O자형, X자형 다리의 유형에 교정 효과가 크다고 알려져 있다.

고대 이집트인이 알고 있던 발의 비밀

발과 관련된 의학의 역사는 약 5,000년 전 고대 중국의 의학서적인 『황제내경』〈소문편〉에 등장하는 관지법이 그 시작이라고 알려져 있다. 그 후 한나라 시대 의성 화타가 관지법을 정리하여 『화타비지』에 족심도를 수록하였다. 또한 이집트나 인도 등 고대문명 여기저기에서 일반적이기는 하지만 건강을 위한 효과적인 치료법으로 발달되어 왔다. 기원전 2400년 전 고대 이집트 무덤 벽화 입구에는 손과 발을 관리하는 모습이 그려져 있다. 발 전문 관리는 고대 이집트에도 존재했다는 것을 알 수 있다.

히포크라테스는 굳은살의 물리적 원인을 제거한 후, 피부

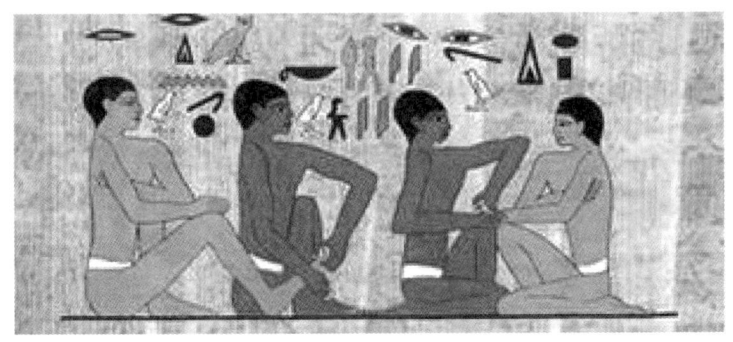

를 부드럽게 해야 할 필요성을 인식하게 되었다. 약간의 시간이 걸리기는 하지만 발과 발가락의 바닥 부분 피부는 메스로 벗기거나 마찰을 통해 제거할 수 있다고 했다.

1854년, 나폴레옹이 그랬던 것처럼 개인 족병 치료사를 고용한 프랑스 왕의 기록도 있다. 남북전쟁 당시 미국의 대통령 에이브러햄 링컨은 큰 발에 대한 콤플렉스로 발에 대해 신경을 쓰기 시작했다. 그리고 20세기 발 치료사가 알려지기 시작했다. 그들은 발, 발목, 그리고 다리 관련 치료 의사를 독립적으로 허가했다.

1895년에는 뉴욕주에서 족병전문 치료가 시작되었다. 1년 후 영국 런던 풋 병원에서 학교를 설립하고 1919년에 추가 설립되었다. 호주에서는 1924년 이후에 전문협회가 등장했다.

1939년 호주는 교육 센터뿐만 아니라 전문 저널로 소개하기도 했다. 발 치료사의 수는 2차 세계대전 후 현저하게 증가했다.

족부의학은 현재 우리나라에는 없는 분야로 의료인들에게조차 매우 생소한 분야다. 그러나 미국에서는 B.P.M(Bachelor of Podiatric Medicine)이라는 족부의학 박사학위를 주어 정형외과 의사가 할 수 있는 절단수술 등의 큰 수술을 하고 있다. 영국이나 호주에서도 B.P.M 학사학위와 자격증을 줄 정도로 체계화되어 있으며 살 속으로 파고드는 발톱 치료, 굳은살과 티눈을 제거하는 등 비교적 간단한 수술을 비롯해 발의 통증이나 근육의 강직을 제거하기 위한 보조기를 사용하는 등 발의 질병이나 불편한 증상을 진단하고 치료하는 데 모든 방법을 사용한다. 족부의학이란 한마디로 '불편한 발을 편안하게 만들어주는 의학'이다.

최근 척추질환이 늘어나고 있는 이유

인체의 바른 자세는 골격과 근육이 균형을 유지하여 이상적인 척추의 배열을 이루어 외상이나 장애로부터 신체를 보호하고 유지한다. 선진국에서는 발에서 비롯되는 문제점을 제시

하고 이를 학문적으로 연구함으로써 많은 통증과 질환에서 벗어나고 있다. 비정상적인 발로 인한 다양한 인체의 변화로 인하여 인체의 변형과 각 관절의 변위가 나타나게 된다는 것을 학문적으로 연구하게 된 것이다.

비정상적인 발로 나타나는 증상은 발은 물론 머리끝까지 나쁜 영향을 미치게 된다. 청소년기에 흔히 발생하는 척추측만증은 현대의 도로포장과 같은 땅의 변화로 발의 중요 기능 중 쿠션(Cushion) 기능을 상실하면서 오는 대표적인 질환이라 할 수 있다. 북미 척추학회(North American Spine Society)에 따르면 미국인 6명 중 한 명이 매일 허리 통증을 느끼며 살아가고 있다고 한다.

우리나라 또한 예외는 아니다. 서울·경기의 초·중학생 894,594명을 대상으로 2000년에서 2005년까지 6년간 조사한 결과에서 척추가 10도 이상 휘어진 학생이 2000년 1.66%에서 2005년 3.0%로 증가하였다는 보고가 있다.

2013년 고려대학 구로병원에서 서울과 경기 지역 초·중·고등학생 10만 7천 명을 대상으로 척추가 얼마나 휘었는지 검사를 실시했다. 그 결과 전체의 6.5%에 달하는 인원이 허리가 10도 이상 휜 척추측만증 판정을 받았다. 10년 전 조사에 비해 5배나 증가한 수치다.

특히, 여학생의 발병률이 남학생보다 2배나 높은 결과를 보였다. 척추측만증은 척추가 S자로 휘는 질병으로 사춘기 전후로 발생해 1~2년 사이 급속히 진행되는 특성이 있다. 이는 성장기 유연한 상태의 척추 뼈가 잘못된 자세 그대로 모양을 잡기 때문인데 이를 예방하기 위해서는 조기발견과 치료가 무엇보다 중요하다고 한다.

서울대학교 의과대학, 고려대학교 의과대학, 예방의학연구팀이 발표한 한국인의 질병 보고서에 따르면 우리나라 20대의 건강을 위협하는 대표질병 순위에 디스크를 비롯해 근, 골격계 질환이 5위라고 보고되고 있다.

우리나라의 과거와 현재의 정형외과 분포도와 시장성, 통증 환자의 증가도를 살펴보면, 사회적으로 큰 문제가 되고 있는 변형된 신발과 도시화로 인한 딱딱한 도로가 체형의 변형을 불러오는 것으로 밝혀졌다. 물리치료, 카이로프랙틱, 추나요법, 롤핑요법, 유도접골, 정체법, 활법, 각종 경락, 마사지 요법, 정체경락 등 모두 근, 골격을 자극하여 변형된 체형을 바르게 하는 방법이다.

인간의 신체구조는 제각각이다. 인류가 수십억 명이지만 모두가 다른 것이다. 하지만 발로 인해 발생된 질병이 신체와 전반적인 건강에 악영향을 준다는 점에서는 동일하다. 족부학은 발이 인체에 미치는 영향과 그로 인한 통증과 원인을 분석하여 자연치료 하는 데 그 목적이 있다.

02
직립보행은
축복인가, 업보인가?

직립보행을 하면서 인간은 두 가지 방법으로 똑똑해지기 시작했다.

첫 번째는 언어의 사용이다. 직립보행을 하면서 목이 펴지고 성대가 변형되면서 말을 하기 시작했다. 인간 특유의 사회성으로 언어가 발달했고, 말을 하면서 자신의 감정을 표현할 줄 아는 주체성이 생기게 되었고 다른 사람의 말을 들을 줄 아는 객관성이 생기게 되면서 인간은 생각을 하는 동물이 되었다.

두 번째는 양손의 자유로움이다. 네 발일 때는 고양이나 개처럼 행동했을 테지만 두 발일 때는 두 손이 자유로워 물건을 잡고 활용을 한다든지, 다른 사람과 접촉을 하는 등의 활동으로 뇌를 움직이게 된 것이다. 오른쪽 손을 많이 사용하여 사고가 발달되고 왼쪽 뇌를 사용하게 되어 감성 또한 발달되어 생각을 할 수 있는 동물이 된 것이다.

직립보행이 인간을 영리하게 만든 비밀이라면, 직립보행을 하는 데 있어서 가장 큰 역할을 하는 발의 기능과 중요성을 꼭 파악해야 할 필요가 있다. 사람이 일생 걷는 거리는 약 25만km로 지구의 여섯 바퀴에 해당하는 거리이며, 서울에서 부산까지 왕복 270회 정도의 거리다. 걸을 때는 체중의 3배, 뛸 때는 체중의 7배의 무게가 발에 실리게 된다. 지면에서 오는 충격을 흡수, 분산시켜 주는 완충작용을 하는 발의 아치는 하중을 효율적으로 분산시켜 줌으로써 몸을 보호하는 역할을 한다.

신체의 2%에 불과한 면적으로 98%의 체중을 지탱하는 발의 놀라운 비밀이 여기에 숨겨져 있다. 바로 아치의 구조다. 아치는 체중을 효과적으로 지탱할 뿐만 아니라 인간의 직립보행을 가능하게 하는 근원이며, 걸을 때 발이 받는 충격으로부터 우리의 몸을 보호한다. 아치의 구조에 이상이 생기면 우리 몸을 바로 지탱할 수 없으므로 아치가 받치고 있는 몸 전체의 균형을 잃게 되고 직립관절에 여러 가지 문제를 가져오게 된다.

바른 자세를 취해야 골격과 근육이 균형을 유지하고 이상적인 척추의 배열이 이루어져 외상이나 신체장애로부터 신체를 보호, 유지할 수 있다. 그런데 이때, 유연성 평발이나 요족 등의 변형된 발을 가진 사람의 경우 무너진 아치는 발과 무릎관절을 포함한 전신관절에 심각한 문제를 일으키게 된다. 혈액순환에 있어서도 발은 매우 중요한 역할을 담당하고 있다. 전신의 혈액순환과 혈압조절을 해주기 때문이다.

  의학적으로 정상적인 발이란 통증이 없고, 정상적인 근육 밸런스를 지니며, 뒤에서 바라보았을 때 발뒤꿈치 뼈가 가운데 위치하고 발가락들이 곧게 뻗어 있으니 움직일 때 무리가 없는 발을 말한다. 또한 서 있을 때와 걸을 때, 발을 디딜 때의 체중 분포를 고르게 할 수 있는 발 및 발목 관절의 기능을 갖고 있는 것 또한 중요하다.

발의 아치는 만 5~7세에 완성된다

  발바닥의 안쪽은 움푹 들어간 아치 형태로 되어 있으며, 이 아치는 길을 걸을 때마다 스프링 역할을 한다. 체중이 실리면 스프링 길이가 늘어나듯 아치가 약간 주저앉으면서 충격을 흡수하고 발을 바닥에서 떼면 아치가 올라가 발 근육들이 쉽게 수축, 이완을 할 수 있게 도와준다.

발은 아치의 유형에 따라 요족, 편평족, 정상발의 3가지로 나뉜다. 요족은 흔히 까치발이라고 하여 아치가 높은 경우이며 편평족은 체중을 실은 상태로 서 있을 경우 발의 내측 아치가 무너져 바닥에 닿은 경우이다.

발의 아치는 걷기 시작하면서 조금씩 발달하여 만 5~7세에 완성된다. 보통의 경우 소아 평발은 걱정할 필요가 없다고 알려져 있으나 심한 평발이거나 걷기를 싫어하고 조금만 걸어도 피곤해하는 아이는 가능한 한 아치가 완성되기 전 안창(깔창)으로 교정해주는 것이 도움이 된다.

성인 평발의 경우 반드시 치료가 필요한 것은 아니나 일상생활에서 늘 발이 아프고, 피곤하고, 짧은 거리를 걸어도 아프다면 치료가 필요하다.

평발 증상이 있는 경우 깔창을 이용하여 아치를 높여주면 피로를 줄일 수 있다. 깔창으로 호전되지 않는 심한 평발은 수술을 하기도 하지만 이런 경우는 매우 드물다.

보행습관이 나쁘면 조금만 걸어도 쉽게 피로해지고 무릎과 발목에 통증이 생기며 심한 경우 골반 및 허리의 통증을 호소하기도 한다. 잘못된 보행습관은 대부분 맞지 않는 신을 신거

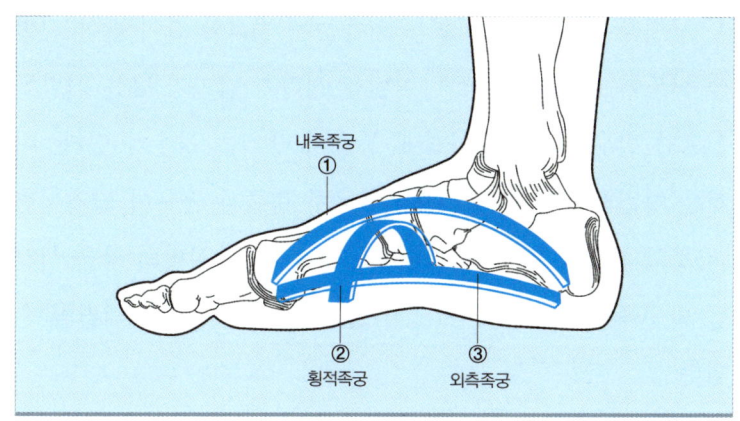

발의 3가지 아치

나 체중이 늘면서 보행자세가 흐트러져 생기는 경우가 많다.

굽이 높은 구두, 통굽구두, 바닥이 딱딱하거나 무거운 신 등을 오래 신고 다니면 걸음걸이를 신에 맞추게 되어 보행습관이 나빠진다. 특히 젊을 때 하이힐을 오래 신은 여성은 발이 변형되기도 하는데 엄지발가락이 튀어나와 몹시 아프고 신발을 신기가 어려운 무지외반증과 앞 발바닥에 굳은살 및 티눈이 많이 생긴다. 무지외반증은 굽이 높고 볼이 좁은 신발을 신는 사람들, 주로 젊은 여성에게서 많이 나타난다.

정상보행에 있어서는 굽이 낮은 신발을 신어야 발에 부담이 적다. 여성 구두의 굽은 2~3cm 이하가 좋으며 꼭 굽이 높은 구두를 신어야 하는 경우 외에는 운동화와 같이 편한 신발을 신도록 한다. 이따금 하이힐을 신다가 갑자기 낮은 신발을 신으면 발뒤꿈치나 종아리에 통증이 생기는 경우가 있다. 이것은 아킬레스건이라고 하는 뒤꿈치 힘줄과 근육이 당겨지면서 붓고 통증이 일어나는 것이다. 이런 경우 신발의 착용 시간을 하루에 1~2시간씩 서서히 늘려 나가는 것으로 해결할 수 있다.

발 질환을 예방하는
특급 운동법

발의 피로를 줄이고 발 질환을 예방하는 운동법으로는 여러 가지가 있는데 가장 중요한 운동이 아킬레스건 스트레칭이다. 발에 주어지는 스트레스 조절에 중요한 근육이 장딴지 근육이므로 이 근육의 유연함을 유지하는 것이 반드시 필요하다. 이 스트레칭을 하루 2회 이상 아침저녁으로 15~20회 이상 해준다.

발가락으로 작은 물건이나 타월을 집어 올리는 운동은 발바닥 근육을 강화하는 데 도움이 된다. 발바닥으로 골프공을 굴리거나 발가락을 위로 들어 올리는 운동을 반복하여 발바닥

근막을 스트레칭 하는 것도 도움이 된다. 식사 후 막간을 이용해 볼펜으로 발바닥을 문지르거나 한 발로 다른 발의 발등 밟기, 줄넘기, 진공청소기를 이용해 발바닥을 흡인하는 방법도 좋다. 평소 이와 같은 운동을 틈틈이 하는 것은 발 건강을 유지하는 데 매우 유익한 방법이다.

아킬레스건 스트레칭

① 벽에서 60~90cm 정도 떨어져 양손을 벽에 댄다.
② 한 발은 앞쪽, 한 발은 뒤로 한다.
③ 무릎 뒤쪽을 쭉 펴고 등이 휘지 않게 하여 엉덩이를 앞쪽으로 움직인다.
④ 바닥에 발꿈치가 완전히 닿게 한다.
⑤ 무릎 뒤쪽이 팽팽해지는 것을 느낄 때까지 앞쪽으로 끌어당긴다. 10~15초간 정지한다.
⑥ 무릎을 이완시켜 발뒤꿈치 바로 위에 당기는 듯한 느낌이 올 때까지 벽 쪽으로 무릎을 서서히 움직인다.
⑦ 무릎을 펴거나 구부려서 이 스트레칭을 각각 10번씩 시행한다.
⑧ 정적인 유지가 중요하며 반동을 주는 동작을 하지 않는다.

걷기 운동은 건강을 찾는 데 지름길이라고 알려져 있다. 하지만 발의 건강을 위해서는 흙길, 특히 바닷가의 모래 위를 걷는 것이 좋다. 도시의 쿠션이 없는 콘크리트 바닥 위를 걷는 것은 발바닥에 무리가 많이 따르지만 모래밭은 다리 관절과 발바닥에 도움을 준다. 발을 숨 막히게 하는 구두와 양말은 발 건강을 위해 피하고 사무실에서는 구두를 벗어 두고 공기가 잘 통하는 편한 신으로 갈아 신는 것이 좋다.

03
인체에서 가장 복잡한 발의 뼈 구조

발의 중요성에 대해 알기 위해 먼저 발의 구조에 대해 알아보자.

발은 손의 뼈와도 비슷한 부분이 많은데 손의 지골은 발의 지골에 비해 가늘고 길며, 발의 지골은 손의 지골에 비해 짧고 굵은 것이 특징이다.

발 뼈의 구조는 인체에서 가장 복잡하게 구성되어 있으며 그 숫자 또한 가장 많다. 발은 우리 몸 전체의 4분의 1인 56개의 뼈, 60개의 관절, 214개의 인대, 38개의 근육, 수많은 혈관으로 구성되어 있으며, 거미줄처럼 얽혀 다리를 통해 척수와 심장, 뇌로 연결된다.

56개의 발 뼈가 만들어내는 정교한 하모니

양쪽 발 뼈 56개와 양쪽 손 뼈 54개를 합하면 우리 몸에 있는 뼈의 절반이 된다는 사실에 주목할 필요가 있다. 최고의 조

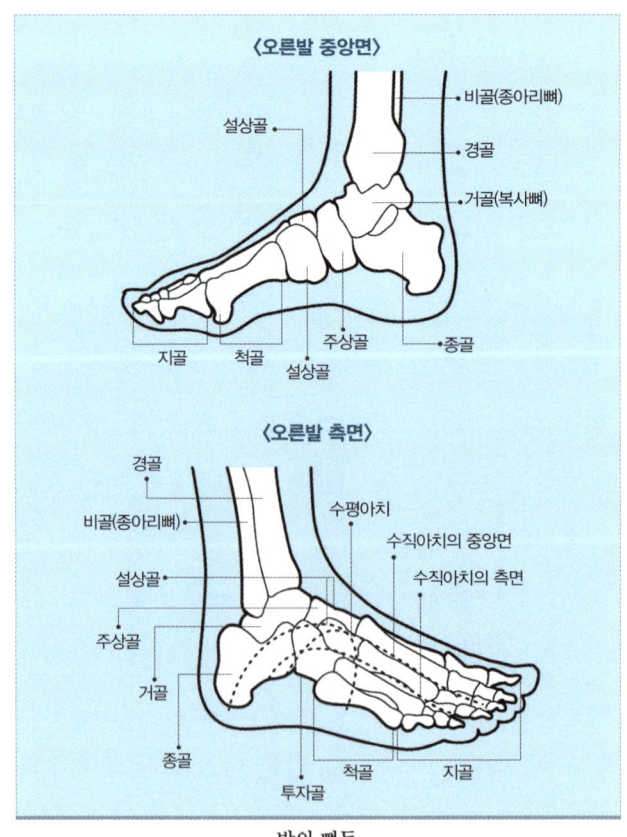

발의 뼈들

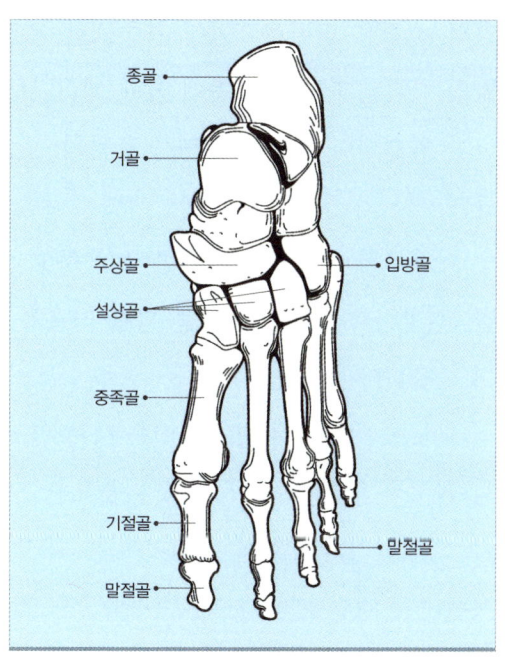

발 뼈의 구조와 배열

화를 이루는 정교한 구조의 바탕에는 두 개의 중요한 축이 있는데, 하나는 발꿈치에서 엄지발가락으로 이어진 내측 축과 다른 하나는 발꿈치에서 새끼발가락으로 이어지는 외측 축이다.

엄지발가락에는 2개의 지골이 있고, 나머지 발가락에는 지골이 3개씩 있다. 이 발가락뼈는 인대에 의해 중족골로 연결되어 있는데 제1중족골은 그중 제일 큰 뼈이다. 중족골과 중족골

인체 뼈의 1/4이 발에 있는 이유　77

간의 간격은 발반사요법에서 중요한 부위로 활용되고 있다. 발의 한가운데 중심 부분에는 세 개의 설상골이 긴 중족골 뼈들과 연결되어 체중을 지탱하고 몸의 중심을 잡는 역할을 맡는다.

지골부터 중족골까지 직렬, 병렬하고 있는 발의 뼈는 설상골, 입방골과 연결되고 이는 다시 거골을 비롯해 종골과 단단히 결합된다.

발등을 이루는 골격(중족골)은 서로 견고하게 연결되어 체중을 골고루 받쳐주며 걸을 때의 충격을 흡수해주는 역할을 한다. 엄지발가락은 한쪽 발에서 다른 쪽 발로 체중을 옮겨주는 지렛대의 역할을 하며, 각 발가락들은 지면을 움켜쥐며 바닥을 지지하여 앞으로 전진하는 행동을 도와주게 된다. 발의 뒤축인 종골은 최소의 에너지 소모로 신체를 균형 있게 지탱해주는 역할을 한다.

우리 몸에서
가장 크고 강한 힘줄

발에는 19개의 근육과 건이 있는데 그중 18개가 발바닥에 있고, 13개 하지의 건들이 연장되어 발의 각각의 부분에 붙어 있다. 총 32개의 근육과 건이 발에 연결되어 있는 것이다. 발의 근육 중에서 정확히 같은 근육은 없고, 각각은 제각기 고유의 기능이 있다. 근육과 건에는 차이가 있는데 근육은 중심 부분으로 신축적 조직체인 반면, 건은 근육의 가늘어진 끝부분으로 근육을 뼈에 연결하는 부분이다.

발뒤꿈치 아래에 있는 아킬레스건은 우리 몸 안에서 가장 크고 가장 힘이 센 기관이다. 큰 장딴지 근육의 끝이 가늘어져 아킬레스건이 된 것으로 발뒤꿈치의 뒷부분에 부착되어 있는데, 이 힘줄은 인간의 이동에 가장 중요한 부분이다.

관절을 결합하고
충격을 완화하는 인대

발에는 발이 받는 긴장과 비틀림을 견디게 해주는 107개의 인대가 있다. 이러한 인대들은 발의 관절을 결합시키는 강력한 띠 모양으로 이루어져 있으며, 외부의 충격으로부터 발의 모양과 기능을 유지시켜 준다. 인대의 주된 기능은 관절이 움직일 때 관절들이 지나치게 늘어나지 않는 정도에서 충분히 움직일 수 있도록 관절을 결합시켜주는 역할을 한다. 인대는 발의 모든 조직과 아치를 포함한 부분들에 대단히 중요한 역할을 한다.

특히 족저근막은 강력한 반신축성 조직으로 발뒤꿈치에서 넓게 퍼져서 중족골 머릿 부분들에 부착되어 발바닥을 덮고 있는데 발바닥 전체의 형태를 유지하고 발의 상부구조의 기초가 되며, 충격을 흡수하는 기능을 한다.

발의 체온을 유지하는 혈관

발의 혈관은 발의 체온 및 피부와 발톱을 정상적으로 유지하고 발의 각 조직들에 영양분을 공급한다. 발에서 맥박을 느낄 수 있는 부분은 2곳으로, 하나는 발등 위의 정중앙인 발등동맥(족배동맥)이며, 다른 하나는 발목의 안쪽 아킬레스 힘줄 앞쪽인 정강동맥(후경골동맥)이다.

발의 모든 동작을 관할하는 근육

근육은 인체의 각 부분을 움직이게 하는 기능을 한다. 우리 몸의 총 근육 650개 중 우리의 의지대로 움직이는 수의근은 약

3분의 1을 차지하며, 발과 다리의 모든 근육들은 이러한 수의근에 속한다. 모든 근육은 신축적 섬유조직으로 이루어져 늘여서 펼치는 신전작용과 수축을 하지만, 건은 부분적인 신축성만 있을 뿐이다. 대부분의 근육들은 쌍으로 작용하며 상호 줄다리기로 작동한다. 즉 하나의 근육이 굽히거나 수축하면

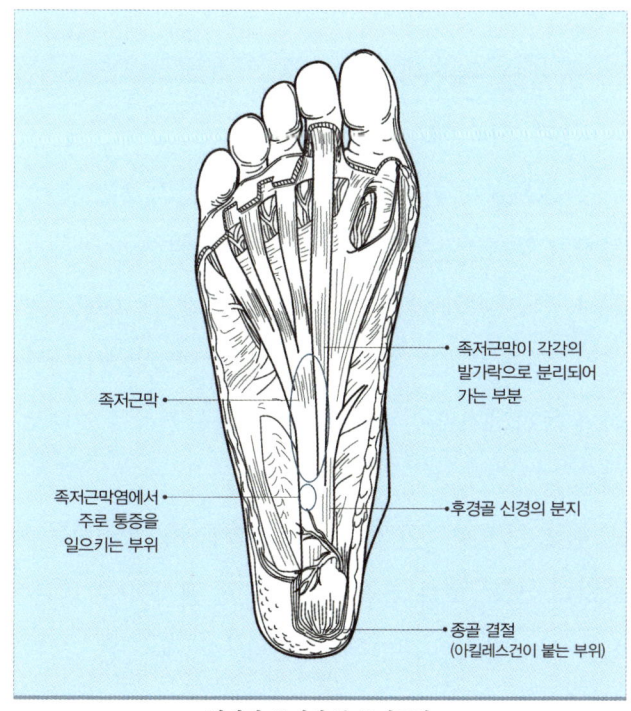

발바닥 쪽에서 본 족저근막

다른 근육은 펼치게 된다.

예를 들어 발가락을 발바닥 쪽으로 구부리면 발바닥의 굴곡근은 수축되는 반면 발등 쪽의 신전근들은 신전된다. 신전된 근육은 가늘고 길게 되는 반면 굴곡근은 짧고 두꺼워진다. 이러한 굴곡근과 신전근의 상호작용으로 발의 모든 동작이 일어나는 것이다.

30개의 관절이 구성하는 완벽 시스템

관절은 2개 이상의 뼈가 만나는 골격 시스템의 일부이다. 하지의 주관절은 엉덩이 관절, 무릎 관절과 발목관절로 구성된다. 발은 뼈가 많은 부위이기 때문에 약 30개 이상의 관절이 있다. 동작을 하는 관절에는 윤활유 역할을 하는 활액이 존재하며 동작하지 않는 관절은 강한 탄성조직인 인대로 둘러싸여 있다.

관절은 정상적인 발의 배열과 기능을 유지하는 데 매우 중요하다. 모든 뼈와 관절이 적당하게 배치될 때 발은 그것의 기능을 정상적으로 수행할 수 있다. 한 개 혹은 그 이상의 관절이 정상적인 배열에서 벗어날 때 문제를 일으키거나 장애를 불러오기도 한다.

그 밖에 발의 기타 조직으로는 연골조직, 피부, 땀샘, 신경, 혈액 등을 들 수 있다.

연골

연골은 뼈의 종말을 감싸고 있는 특정 물질로 다른 뼈가 움직일 수 있게 해주고 충격 흡수의 역할을 하며 관절액인 활액을 분비하는 것으로 알려졌다.

피부

피부는 환경과 접촉하는 신체의 보호층이다. 다른 기관의 동작과 더불어 펴지거나 주름이 잡히게 된다. 피부에는 그 층에 따라 신경종말과 혈관, 땀선과 모근이 존재한다.

땀샘

발에는 신체 다른 부위보다 더 많은 땀샘이 존재한다. 양쪽 발에 약 250,000개의 땀샘이 분포되어 있으며 이 땀샘을 통하여 신발 안에는 매일 0.47리터의 수분, 염분, 산 등으로 구성된 땀이 배출되며 악취의 원인이 되기도 한다.

신경

수의적, 불수의적 신경으로 구분되며 반사 동작에 따라 근육 수축을 하도록 자극한다.

혈액

발에 있는 혈관을 모두 연결하면 수 킬로미터에 이르며 그 속으로 흐르는 혈액을 심장으로 되돌려 보내기도 하고, 발의 정상체온을 유지하며 피부와 발톱을 정상 상태로 유지한다.

척추 못지않게 중요한 발의 4가지 역할

발 뼈의 구조가 인체에서 가장 복잡하게 구성되어 있다는 것은 발이 그만큼 중요한 부위라는 의미와 일맥상통한다.

발의 역할을 크게 네 가지로 나누어 살펴보자.

첫째, 발은 인체의 모든 중량을 받쳐주는 역할을 한다. 발은 인체의 대들보인 척추와 연결되어 있고, 우리 몸의 모든 신경은 척추에 연결되어 몸의 중추 역할을 하고 있다. 그러므로 발은 척추와 똑같은 역할을 한다고 보아야 한다.

또한, 발의 아치는 최저 3각을 이룰 수 있게 해 직립보행을 가능하게 하고 서 있을 때 넘어지지 않도록 균형을 잡아주는 역할을 한다. 만약 발의 구조가 정상에서 벗어나 있다면 발뒤축이 틀어질 수 있고 이와 연결되어 있는 다리 부위 또한 틀어져, 상부의 모든 직립관절에도 영향을 초래한다.

둘째, 발의 역할은 걷기 기능이다. 이 기능은 우리를 다른 장소로 이동시켜준다. 만약 이 기능이 없었다면 인간의 역사는 애초부터 존재하지 않았을지도 모른다. 우리가 1.6km를 걸을 때 약 2.5톤의 부하가 발에 오게 되고, 걷는 자세가 좋지 못하면 부하량이 증가한다. 달리는 사람은 발의 부하량이 2~3배로 증가하게 되며 지면에 놓이는 발은 체중의 7배까지 부하량을 받게 되는 것이다.

걷기는 지방을 연소시키고 근육을 부드럽게 하며 심장과 폐의 기능을 원활하게 조절해준다. 뿐만 아니라 달리면 뇌에 적당한 자극을 주어 산뜻한 기분을 유지해준다.

셋째, 발은 충격 흡수 능력을 지니고 있다. 발에는 무척이나 많은 뼈와 힘줄, 신경세포들이 있으며 이 기관들이 함께 움직여 걷거나 뛸 때 충격을 흡수하는 역할을 하고 앞으로 나아

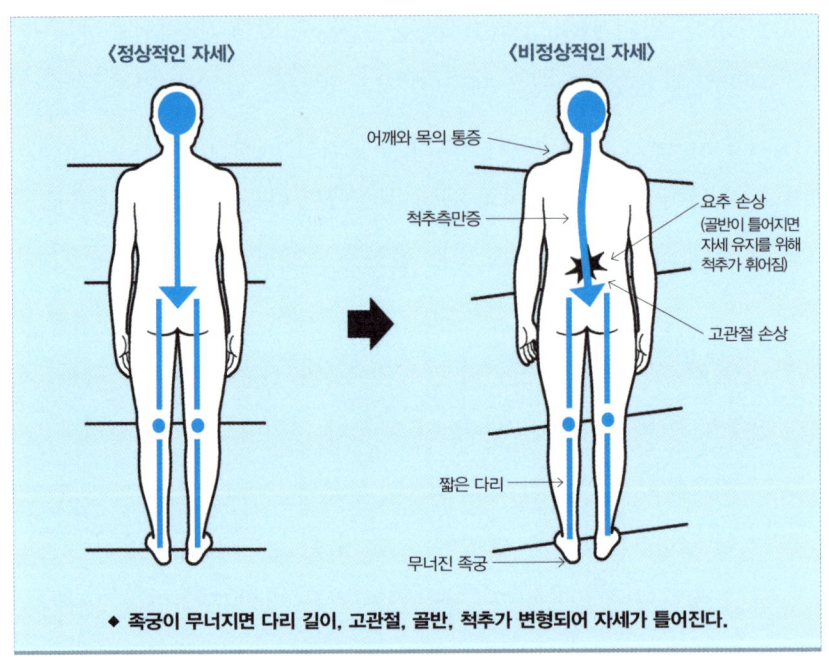

발의 평형과 직립 관절의 관계

가게 해준다. 서 있거나, 걷거나, 달릴 때 우리의 신체는 지구 인력과 자세의 지배를 받으면서, 발은 반드시 지면의 충격을 받게 된다. 매번 한 발을 지면에 내딛을 때 충격은 발뒤축에서부터 다섯 개의 발가락으로 진행되면서 충격이 흡수된다.

넷째, 발은 전신의 혈액순환과 혈압조절을 하는 데 무척 중요한 역할을 담당하고 있다. 발은 감각기관으로서 정보를 수집하고 움직임을 가능하게 하며, 압박감을 통해 몸의 주요 정보를 알려주는 기관이다. 걸을 때 발밑 여러 곳에 가해지는 자극을 온몸의 근육계통으로 전달하여 긴장감을 갖게 하는 것이다.

인체의 기초 역할을 수행하는 발, 이렇게 중요한 발 아치가 정상적 형태를 지키지 못하면 골격을 비롯한 인체의 건강 체계에 악영향을 누적시키게 된다.

04
발의 아치에 이상이 생기면 어떤 일이 일어날까?

발을 옆에서 보면 발바닥의 후족부인 종골과 발가락 쪽인 전족부 사이에 자연스러운 형태의 아치가 있다. 이 아치는 신체의 체중을 지지하고, 걸을 때 받게 되는 충격을 흡수하며, 스프링 역할을 하는 아주 중요한 부분이다.

발 아치의 구조에 이상이 생기면 우리 몸을 바로 지탱할 수 없으므로 그 위에 있는 몸이 균형을 잃게 되고 직립관절에 여러 가지 문제를 가져오게 된다.

발목은 2개의 관절로 이루어져 있는데, 위 발목관절은 흔히 복숭아뼈라고 불리는 경골과 비골, 그리고 거골로 구성되어 있으며, 발목 아래 관절은 거골과 종골로 구성되어 있다.

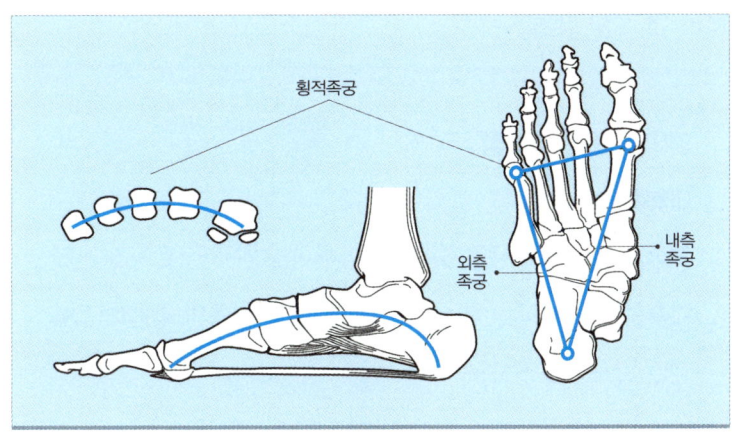

발의 3가지 아치 구조

위 발목관절은 발의 위, 아래 운동을 가능하게 하고 발목 아래 관절은 보행 운동을 한다. 발목 주위에는 많은 인대가 있으며, 그중 아킬레스건은 인체에서 가장 굵은 인대이다.

발의 아치는 족궁이라고 하여 내측족궁, 외측족궁, 횡적족궁, 이렇게 3개의 궁으로 이루어져 있다.

예를 들어 60kg의 몸무게를 가진 사람에게 체중이 실릴 때 발의 외측지점에 10kg, 내측지점에 20kg, 종골지점에 30kg이 분배된다. 족궁들은 이렇게 관절의 회전에 의해 감소된 체중을 받게 되고, 족지면에 있는 근육과 인대들은 스프링 작용을 하여 충격을 완화한다.

3가지 아치의 역할

내측족궁

체중을 지지하고 운동을 할 때 아주 중요한 역할을 담당한다. 내측족궁의 길이는 15~18cm로 인대와 근육의 작용이 있을 때만 만곡을 유지할 수 있다.

외측족궁

3~5cm로 낮고 연부조직에 의해 지면에 접하므로 하지삼두근의 추진력을 전달하기 좋도록 아주 견고하게 되어 있다.

횡적족궁

발가락을 내딛기 직전 압박력을 감소시켜 완충작용을 하면서 3가지 족궁의 상호작용으로 체중을 분산시킨다. 발의 변형과 인체의 피로를 덜어주는 완충작용을 하는 것이다.

이렇게 모든 환경에 적응하는 발과 족궁의 변화를 볼 때, 족궁의 가장 완전한 보존 방법은 맨발로 자연을 걷는 것이다. 그러나 현대인들은 도시화로 인한 포장도로로 그 발의 기능을 상실한 것이 현실이다.

정상적인 발이란 어떤 발일까. 적당한 높이의 아치가 있어, 걷거나 설 때 발뒤꿈치와 발가락의 뿌리 부분이 지면에 닿고 중간은 살짝 뜨는 형태, 특히 중간 부분의 안쪽이 많이 뜨고 바깥쪽은 거의 지면에 붙어 있는 모양이 정상이다. 이런 발 아치는 걸을 때 발에 쿠션 역할을 하고 앞으로 나갈 때 추진력을 제공한다.

양쪽 발의 아치가 고르지 않은 경우도 있다. 이는 한쪽 발은 정상이지만 다른 발은 요족이거나 평발인 경우, 한쪽 발은 요족이지만 다른 쪽 발은 평발인 경우노 양 발의 균형이 맞지 않는 발이다. 한쪽 발에만 문제가 있어도 불균형으로 인해 허리에 무리를 줄 수 있다.

또한, 발 아치는 정상이지만 압점이 고르지 않은 불안정한 발도 있다. 이는 발에 주어지는 압력이 고르게 분산되고 있지 않다는 뜻으로, 보통 힘의 분산이 세워 놓은 삼각형 모양으로 나타나야 하는데 어느 한쪽으로 압력이 쏠려 발 프린트를 찍으면 그 부분이 진하게 나타난다. 이러한 발은 요족으로 진행될 가능성이 크고, 발목 염좌와 골절의 위험 또한 크다.

발 자체가 휘어져 아치 모양이나 발 모양이 정상적이지 않고 뼈가 휘어진 유형도 있다. 발뒤꿈치 부분이 안쪽으로 돌아

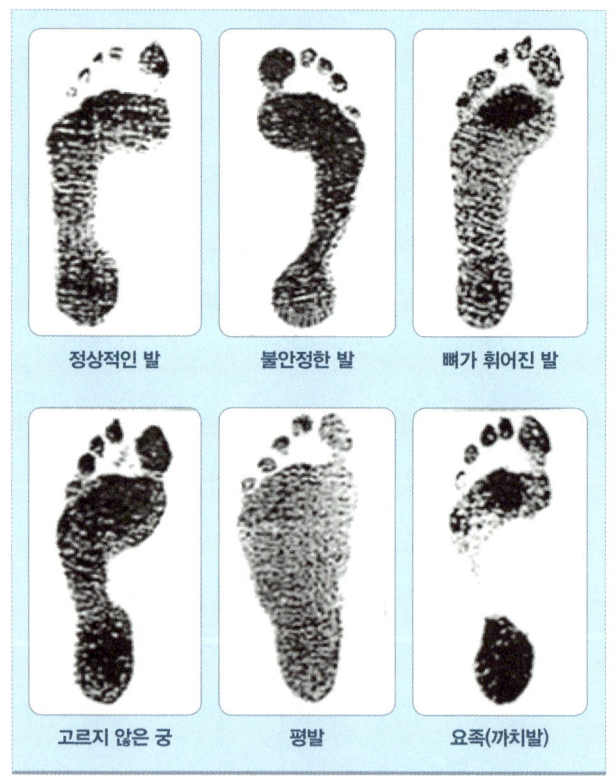

발 프린트로 상태 점검하기

가거나 바깥쪽으로 돌아가 걸음걸이에 이상이 생기고, 이로 인해 잘못된 보행으로 신체 골격이 틀어질 수 있다. 정상적이지 못한 발의 유형 가운데 가장 주목해야 할 부분은 평발과 까치발이다.

아무도 몰랐던 발가락 변형의 숨겨진 위험

평발은 편평족이라고도 하며 일반적으로 아치가 비정상적으로 낮아지거나 소실되는 증상을 말한다. 이차적으로 발뒤꿈치는 바깥쪽을 향하게 되고 발 앞쪽은 바깥쪽을 향하게 되기도 한다. 체중의 부하가 걸릴 때는 발바닥이 편평하지만 체중을 없애면 안쪽 아치가 나타나는 유연성 편평족과 체중 부하와 관계없이 편평한 경직성 편평족으로 나눌 수 있다. 이러한 평발은 보행 시 정상적인 발보다 효율이 떨어져 에너지가 많이 필요하게 된다. 또 아치가 없어 발의 충격흡수 기능을 제대로 발휘하지 못해 조금만 걸어도 쉽게 피로감을 느끼고 추진력 또한 떨어진다.

평발의 원인은 여러 가지지만 선천적인 경우보다는 후천적인 영향으로 인한 경우가 더 많다. 도시화로 인한 딱딱한 도로, 내 발에 맞지 않는 신발 등이 원인이 되어 족궁이 변형되고 다리가 휘어 평발을 유발하는 경우, 엄지발가락이 짧아서 평발이 되는 경우, 전체적으로 척추가 휘어진 척추측만증, 좌우 골반의 높낮이가 다르면서 뒤틀려버린 골반 변위 증상의 경우 등 후천적인 영향으로 인한 경우가 더 많다.

뼈 자체의 이상, 인대의 과도한 유연성, 근육의 불균형, 건

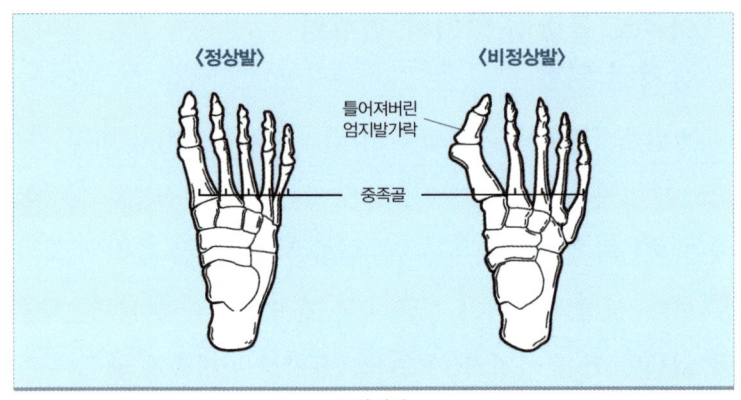

무지외반

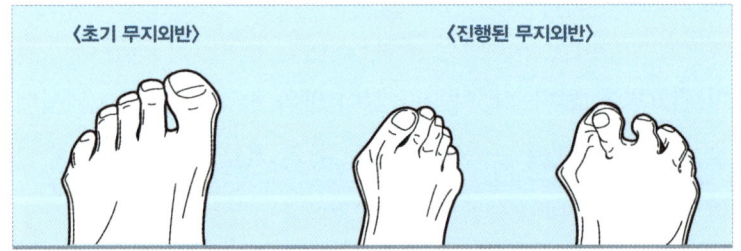

발가락의 변형: 도미노현상으로 주변 발가락에도 악영향

의 손상 등이 복합적으로 작용하여 발생하는 경우도 있다. 시간이 지남에 따라 손상이 더욱 악화되어 신체의 균형을 잃게 되어 각종 통증을 유발한다.

평발은 외관상 발 안쪽 아치가 소실되고 발뒤꿈치가 안쪽으로 기울어져 보이는 것이 특징으로, 신발 안쪽이 주로 닳게 되며 장시간 보행이나 운동을 할 경우 근육피로, 족저근막의 과도한 신장 등으로 통증을 느낄 수 있다. 하지만 경직성 평발인 경우에는 그 원인 질환에 의한 통증이 발생하거나 발을 자주 삐는 증상이 생기기도 한다. 특히 후 경골근 기능장애와 관련한 통증과 족부 기능 장애가 나타나기도 한다. 이외에도 무릎 통증, 스트레스 골절, 아킬레스 건염, 굳은살 등을 유발한다.

평발은 선천적으로 타고난 경우가 많지만 최근에는 후천적 평발도 늘어나는 추세에 있다. 성장기에 헐렁한 신발을 신고 격렬한 스포츠를 하거나 오랜 시간 서 있으면 발 아치가 잘 형성되지 않는다. 성인의 경우, 장시간 서서 일하거나 비만인 경우, 하이힐 등 신발로 인해 무지외반증과 함께 후천적 평발이 되는 경우도 많다. 이와 같은 후천적 평발은 발 아치가 무너져 내린 것이기 때문에 자칫 관리를 잘못할 경우 발목에 무리가 오거나 발목관절염, 척추측만증 등을 유발할 수 있고, 전신 체형을 변화시키는 경우도 많다.

후천적 평발이나 평발이 악화되는 것을 막기 위해서는 올바른 걷기 습관을 갖고 운동화와 단화를 교대로 신는 것이 좋다.

하이힐, 여성을 위협하는 발가락 변형

발은 보통 3등분으로 나누게 되는데 전반부 3분의 1을 전족부, 중반 3분의 1을 중족부, 후방 3분의 1을 후족부라고 한다. 요족은 흔히 까치발이라 부르는 유형으로 후족부에 대하여 전족부가 첨족 변형을 일으켜 고정되어 있어 세로 아치가 비정상적으로 높아져 있는 질환이다.

다시 말하면, 발바닥의 움푹 팬 곳이 과도하게 높아 발바닥 중간이 지면에 거의 닿지 않는 상태로 보행할 때 바깥쪽의 몸무게를 실어 보행하게 되며, 발바닥의 충격흡수 기능이 떨어지기 때문에 발과 허리에 많은 부담을 주게 되어 통증이 유발되기도 한다.

요족은 근육통, 허리통증, 발목이 삐는 증상, 발과 발목의 통증 등의 증상이 나타나고, 남성보다는 여성에게서, 특히 하이힐을 신은 여성에게서 많이 나타나는데 어깨가 움츠려진 경우가 많다. 또 목 어깨에 통증이 심해지는 문제가 있고 제3, 4흉추 부위가 가장 고통스럽게 느껴진다.

요족의 원인은 대개 원인 불명인 경우가 많지만, 선천성과 신경 근육성 질환, 그리고 후천적인 영향으로 나눌 수 있다. 선천적인 문제인 경우, 이분척추나 소아마비와 같은 신경학적

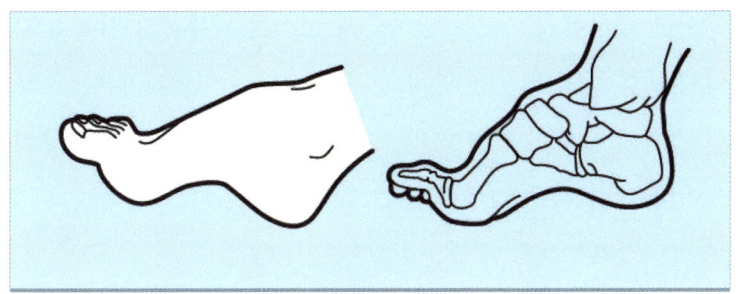
까치발(요족)

인 문제, 그리고 유전적 인자가 원인으로 꼽힌다. 후천적인 원인은 뒷굽이 높은 구두를 오랫동안 신은 경우, 속무의 봉소염, 섬유염, 류마티스 관절염, 그리고 개방성 골절을 부적절한 위치로 고정하거나 치료가 부적합한 경우에 발생할 수 있다.

요족은 주로 발가락 뒤쪽, 즉 발 볼에 통증 및 굳은살이나 티눈이 심하게 발생하는 것이 특징이다. 또한 발의 아치가 너무 높아 걸을 때 발의 앞꿈치와 뒤꿈치만 닿기 때문에 오래 걸을 경우, 앞과 뒤 둘 중 힘을 더 많이 받는 곳에 통증이 생긴다. 정상 보행자처럼 3박자 보행을 하지 못하고 2박자 보행을 하게 되기 때문에 주로 2, 3번 중족골에 보행 충격이 바로 전달되면서 통증이나 굳은살이 생기는 것이다.

요족은 발등이 높고 발가락의 힘줄이 비정상적으로 짧으며 팽팽한 증상이 있으므로 발바닥에 체중을 지탱하기 위해 발가락에 힘을 주기 때문에 망치 발가락 형태로 나타나게 된다. 또한, 충격흡수 기능이 약하며, 발의 통증, 중족골 통증, 굳은살 그리고 갈퀴 혹은 망치족 같은 발가락 질환이 빈번하게 생기며 일반적으로 아킬레스건이 짧은 경우가 많다.

　이와 같은 요족은 복합적인 발 기형으로, 족부사의 정확한 관찰과 더불어 기능성 족부 보조기 처방이 필요하다.

　다리 길이 차이로 인한 두 발의 기능 차이로 발생하는 근골격계 통증부터, 오래 서 있는 직업에 종사하는 사람과 당뇨병, 혈액순환장애 질환을 앓고 있다면 특히 이상적인 발을 유지하도록 노력해야 한다.

part 3

발을 보면 어디가 **아플지** 알 수 있다

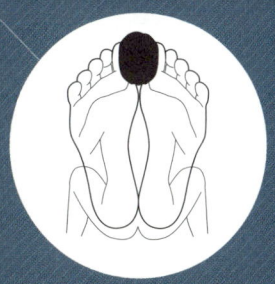

01
성인 평발,
우습게 보면 큰 코 다친다

　발의 아치가 내려 앉아 있는 형태인 평발은 오래 걸으면 발바닥이 피곤하고 화끈거리는 증상이 나타난다. 하지만 오래 걷지 않고 차로 이동하는 현대인들에게는 이런 평발이 큰 문제가 되지 않는다. 대부분의 사람들이 평발을 대수롭지 않게 여기는 이유이기도 하다.

　평발은 흔히 오래 걷기 힘든 발의 유형이라고 알려져 있지만 가장 큰 문제는 무릎과 허리의 통증을 비롯해 여러 가지 발 질환을 유발시킨다는 데 있다. 발과 무릎, 허리통증은 대부분 평발에서 기인한 것일 확률이 높지만 대부분의 사람들은 이러한 사실을 간과한 채 직접적인 통증부위에 대한 치료만 지속

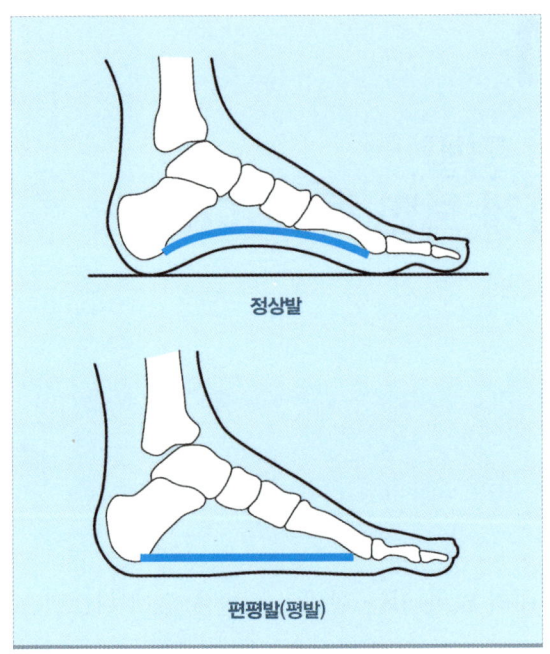

선천성 평발과 정상 발의 차이

적으로 시행하기도 한다.

만약 이러한 통증으로 인해 치료를 계속해도 낫지 않는다면 평발이 아닌지 확인해 볼 필요가 있다. 의외로 많은 사람들에게서 평발의 형태가 나타나고 있는데, 평발은 교정만으로도 만족할 만한 치료 효과를 볼 수 있다.

평발이 1도 진행될 때 무릎관절은 0.44도씩 틀어지게 되며 이는 무릎의 퇴행성관절염을 일으키는 요인이 된다. 또한, 한쪽 발만 평발이 될 경우 골반이 처지며 척추의 변형을 초래해 골반통증을 비롯한 허리디스크의 주범이 된다. 평발은 시간이 지날수록 몸의 불균형을 악화시키며, 필요 이상의 에너지를 소모하게 되어 피로와 통증을 유발시키고 발목에서 고관절까지 전신에 문제를 일으킬 수 있다.

인간은 유일하게 발 모양이 아치를 이루고 있는 동물이다. 아치가 없다면 발은 회복능력이 현저하게 감소되어 이동 시 충격 흡수가 불가능해진다. 아치는 몸 전체의 충격을 쉽게 분산시키는 발의 가장 중요한 구조다 평발은 걸을 때 생기는 충격을 전체적으로 분산시켜주지 못해 그 충격을 인체 모든 관절과 척추기관으로 전달해 발, 발목, 다리, 골반, 척추 등의 정렬 상태에 변화를 주게 되는 것이다. 또한, 관절의 비정상적인 역학적 운동을 유발시키고, 무릎 관절이나 아킬레스건에 무리를 주기도 한다.

평발의 문제점을 장기적으로 본다면 관절염, 무지외반증, 뒤꿈치통증, 족저근막염, 지간(모르톤) 신경종 등을 비롯해 여러 종류의 발 기형과 발 질환을 일으킬 수 있다. 특히 무릎통증, 허리통증, 여러 가지 발 질환이 평발과 관련되어 있는 경우가 많으므로 평발을 가진 사람에게서 이런 질환들이 순차적으로 나타날 수 있다는 것을 알아두어야 한다. 그러므로 평발은 반드시 치료해야 하는 중요한 질환이다.

나는 평발일까 아닐까?
자가 진단하기

다음과 같은 증상은 평발의 의심 증상들이다.

- 몸이 이유 없이 많이 피곤하다.
- 조금만 걸어도 남보다 쉽게 지치며 발 통증이 있다.
- 심한 운동을 하지 않았는데 종아리와 허벅지 안쪽을 눌러보면 심한 근육통이 있다.
- 발목을 자주 삔다.
- 족저근막염과 아킬레스 건염으로 인해 발목과 발에 잦은 통증이 있다.
- 어릴 때부터 무릎 통증과 엉덩이 관절에 통증이 있다.
- 종아리 안쪽 근육을 많이 사용해 통증과 함께 종아리가 두꺼워지는 현상이 나타난다.
- 목, 어깨, 허리, 골반, 발목, 무릎관절에 통증이 있다.

- 이유 없이 두통이 지속된다.

다음은 평발이거나 평발이 되는 과정에서 생길 수 있는 질환이다.

- 허리 디스크
- 좌골 신경통
- 요추 4~5번 천추 1번 디스크의 협착 증상
- 무릎 아래 다리가 휘어지는 O자형, X자형 다리
- 무릎 뼈 건염(Patellar Tendinitis)
- 무릎과 고관절 부분에서의 장경인대 증후군(Lliotibial Band Syndrome)
- 고관절 외 전근(Hip Abductor)의 건염
- 족저근막염
- 족저근막의 염증으로 인한 뼈 가시(Heel Spur)
- 무지외반증
- 두 번째나 세 번째 발가락 사이의 신경 염(Neuritis)이나 지간(모르톤씨) 신경종(Neuroma)
- 아킬레스건염(Achilles Tendinitis)
- 앞쪽이나 뒤쪽 아킬레스 활액낭염(Bursitis)

- 목 근육의 경련이나 경직
- 턱 관절 증후군

직립보행을 하는 인간의 발은 시간이 흐르면서 서서히 아치가 무너지는 숙명을 타고 태어났다. 물론 정도의 차이는 있을 수 있지만 누구든지 피할 수는 없다. 평발은 과체중이거나 심한 운동을 하는 사람, 다치거나 수술을 받은 경험이 있는 사람들의 경우 더 빨리 진행된다.

발을 정상적인 모양으로 되돌려 놓으면 발로 인해 발생한 신체의 불균형이 해소되며 발의 아치가 원래의 기능을 되찾게 된다. 발이 정상으로 되돌아오면 오래 걸어도 피로하지 않고 발로 인해 발생한 질환이나 통증도 사라지게 된다.

발을 정상적인 모양으로 만들어 주기 위해서는 어떻게 해야 할까? 바로 오소틱(Orthotic, 특수깔창)의 사용이 해답이다. 본인의 체형과 발에 맞는 오소틱의 사용은 관절을 보호하고 충격 흡수 기능을 회복할 수 있게 해주며 발목관절을 제 위치로 돌아가게 해 원래의 정상적인 발 모양으로 만들어주는 역할을 한다. 이는 눈이 나빠지면 안경을 착용해 시력을 보완하는 것과 같은 이치다.

02
소아 평발은 타고나는 것일까?

소아 평발이란 발 안쪽에 위치한 종 아치가 무너지는 현상을 말한다. 소아 평발은 빈번하게 발생하고 있는 문제로, 선천적인 경우가 많으며 후천적인 원인은 아직까지 정확하게 밝혀지지 않고 있다. 대부분의 어린아이들은 발바닥의 지방층으로 인해 평발의 형태를 띠고 있다. 하지만 초등학교 입학 후에도 발의 아치가 형성되지 않는다면 문제가 된다.

1988년 미국의 한 연구에 따르면 28~35%의 초등학생에게서 평발이 발견되었다고 한다. 10살이 되어도 10%는 발 아치가 형성되지 않는다는 것이다. 평발에는 유연성 평발과 경직성 평발이 있다. 경직성 평발은 비정상적인 발의 섬유화와 발의 뼈가 서로 붙게 되는 등의 문제를 유발한다. 앉거나 앞꿈치로 서 있을 때 발아치가 있다면 유연성 평발이다.

반면 앉거나 앞꿈치로 서 있을 때 발 아치가 나타나지 않는다면 경직성 평발이다. 6~10살 정도의 어린이에게서 평발이 나타났다면 정상적인 발 아치를 만들고 골반과 허리 등 자세가 변형되는 것을 막기 위해 관리해야 한다. 만 11세 이전에는 평발의 치료가 가능하기 때문이다.

양쪽 발 아치의 높이가 서로 다르다면 문제가 더욱 심각해질 수 있다. 발과 발목, 무릎, 고관절, 허리에도 손상이 올 수 있기 때문이다. 어린이의 신발은 그래서 더욱 중요하다. 신발은 딱딱하지 않은 것을 선택해야 적당한 발 관절의 움직임을 만들 수 있고, 꽉 조이는 신발은 발의 뼈와 조직의 성장을 방해하거나 변형을 일으킬 수 있으므로 피해야 한다.

평발은 질환의 명칭이 아니라 발의 모양을 가리키는 용어다. 따라서 평발은 기능상의 문제가 전혀 없어 질환이라고 하기 어려운 경우부터 경직과 기능상의 장애를 동반하는 심한 변형까지 모두 포함한다.

평발의 원인으로는 유연성 평발, 족근결합, 후방결골근건의 기능장애, 류마티스성 관절염, 외상성 등을 들 수 있다. 평발은 유아에서부터 성인까지 모든 연령층에서 흔하게 발견되기 때문에 정확한 발병률을 알 수 없지만 대부분 유아와 성인을 통틀어 적어도 30~40% 정도에서 발병하는 것으로 보고 있다.

평발이라고 다 똑같은 평발이 아니다

흔히 평발이라면 군대에 갈 수 없다고 알려져 있다. 정답은 무엇일까? 반은 맞고 반은 틀리다. 경직성 평발일 경우에만 군대를 면제받게 된다. 그만큼 경직성 평발은 심각한 발 변형이라는 뜻이다. 하지만 실제로 경직성 평발의 비율은 굉장히 낮은 편이다.

경직성 평발은 유전적인 경향이 강하며, 정상적으로 군 생활을 할 수 없을 정도로 걷거나 뛰는 것이 어렵고, 육안으로 살펴보아도 발바닥이 편평한 상태를 확인할 수 있다. 발바닥 안쪽의 옴폭 들어간 부분인 아치가 무너지거나 없기 때문이다.

선천적인 평발일 경우 어린 시절부터 평발임이 쉽게 확인되며 대부분 발의 볼이 넓은 것이 특징이다. 하지만 후천적인 평발일 경우 평발로의 변형이 무척 빠르게 진행되어 부모의 지속적인 관찰이 없다면 쉽게 발견하기가 어렵다. 그래서 대부분의 경우 아이가 발 통증을 호소할 때 평발임을 발견하게 되는데, 그렇다면 이미 평발의 진행이 거의 끝나 있는 경우가 대부분이다.

발에 통증이 없다고 해서 평발이 문제가 되지 않는 것은 아니다. 평발은 통증의 유무와 상관없이 문제가 될 수 있으며, 족저근막류나 발목의 인대, 건, 신경 등의 연부조직 등이 충돌을 일으킬 수 있기 때문이다.

최근에는 평발이 선천적인 원인으로 생기는 경우보다 후천적인 영향으로 생기는 경우가 많다. 후천적으로 기능적인 문제를 일으키는 경우를 유연성 평발이라고 한다. 유연성 평발은 어떻게 판별해야 할까? 발을 들어 발바닥을 살펴보았을 때 정상적인 발처럼 보이며, 바닥에 체중을 딛고 서 있을 때 엄지발가락을 위로 들어 올리면 발의 아치가 생기는 것을 확인할 수 있지만, 발을 바닥에 딛고 서 있을 때는 아치가 없어지는 것으로 쉽게 판별할 수 있다.

과거에는 경직성 평발과 유연성 평발을 분류할 필요가 없었다. 평발이라면 대부분 유전적인 성향의 경직성 평발이었으며, 그 숫자 또한 많지 않았기 때문이다. 하지만 현재 소아 평발의 대부분은 유연성 평발이다. 일부 전문의는 경직성 평발과 유연성 평발조차 구별하지 못하기도 한다. 발 아치가 바닥에 닿아 있는데도 엑스레이 검사 상 평발이 아니라는 진단을 내리고 심하지 않다면 대수롭지 않게 여기기도 한다.

하지만 유연성 평발에 있어서 엑스레이 검사에 큰 의미는 없다. 유연성 평발은 정상적인 아치가 발목이 안쪽으로 기울면서 일시적으로 옆으로 비스듬히 주저앉은 상태로, 엑스레이 검사로는 대부분 정상 범주에 속하기 때문이다. 발 아치 아래 굳은살이 박일 정도가 되어야 엑스레이 검사 상 평발로 진단하게 된다.

이런 이유로, 만약 자녀들의 평발 검사를 위해 부모들은 병원을 굳이 찾을 필요가 없다는 뜻이다. 평발의 확인은 누구나 쉽게 할 수 있다. 중요한 것은 반드시 서 있는 상태에서 발바닥 모양을 확인하는 것이다. 서 있을 때 발바닥이 편평한 상태를 평발이라고 정의하게 되므로, 경직성 평발과 유연성 평발 모두 발 아치에 손가락이 들어가지 않으면 평발로 간주한다. 또한, 발 아치가 완전히 주저앉지 않더라도 발 아치가 너무 낮다면 평발로 진단한다. 낮은 범주를 명확하게 결론내리지 못할 때는 가족끼리 서로 아치의 높이를 비교해 보면 더욱 쉽게 알 수 있다.

평발로 확인되면 반드시 치료를 해야 한다. 서 있을 때 발 아치가 만들어져야 발에 가해지는 압력을 줄일 수 있다. 평발은 신체의 피로뿐 아니라 발 모양과 신체의 변형까지 일으키는 원인이기 때문이다.

발목 때문에 평발이 생긴다?

부모 양쪽 모두 정상적인 발이지만 자녀만 평발인 경우 대부분 유연성 평발로, 정상적인 발 형태를 가지고 태어났지만 후천적인 원인에 의해 변형된 것을 말한다. 유연성 평발은 발의 뼈를 지지해주는 근육과 인대가 약해진 것이 원인으로, 평소 많이 걷지 않는다든지, 과체중일 경우에도 자주 발생한다.

유연성 평발의 가장 큰 문제는 상태가 지속적으로 악화된다는 것이다. 유연성 평발은 발의 뼈가 아니라 발목이 기울어지는 것이 문제로, 따라서 발목의 각도가 매우 중요하다. 정상적인 발목의 각도는 0도이며 최대각도는 20도로, 9도 이상일 때 유연성 평발로 정의한다. 하지만 발목의 각도가 9도 이상 기울어졌을 경우 자연적으로 좋아질 확률은 거의 없다. 이미 축이 안쪽으로 많이 기울어져 있는 탓에 저절로 교정되기는 힘들다. 유연성 평발은 빨리 발견하는 것이 관건이다. 9도까지

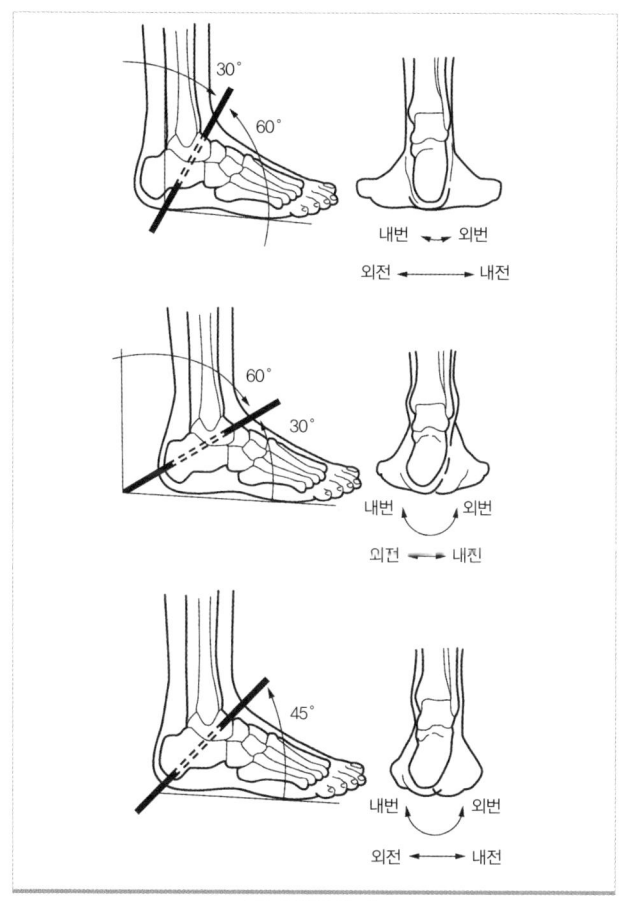

족궁과 발목의 각도

는 서서히 진행되지만 9도를 넘게 되면 그 후부터 기울기는 아주 빠르게 진행되기 때문이다.

발목의 최대각도인 20도가 되면 더 이상 무너질 아치는 없다. 그리고 이때부터 발 모양과 신체의 변형이 시작된다. 제일 먼저 발 뼈의 바깥쪽이 안쪽으로 무너져 내린다. 복숭아뼈 아래 있는 주상골이 돌출되기 시작하며 엄지발가락이 휘어지는 무지외반증이 나타난다.

양쪽 발의 무너짐의 차이가 다를 경우에는 골반과 허리가 틀어지면서 척추측만증의 원인으로 작용하기도 한다. 그리고 유연성 평발로 성장하였을 때 많이 걷는 경우 대부분 허리통증으로 고생하게 된다.

아쉬운 점은 소아의 유연성 평발은 수술 등의 요법이 제한되어 있고, 현재까지 우리나라에 족부 정형외과가 존재하지 않을 뿐더러 족부 전문의 면허 자체가 없다는 것이다. 따라서 발에 대한 전문적인 의료인이 많지 않은 것이 소아 평발의 치료가 늦거나 시행되지 못하는 것에 가장 큰 영향을 미치는 것으로 예측된다.

수술 없이 평발을 교정할 수 있는 유일한 방법은 오소틱(Orthotic, 특수깔창)을 착용하는 것이다. 오소틱의 착용으로, 11~12세까지 60~70% 교정이 가능한 것으로 판단하고 있다. 발의 성장이 멈춘 후의 교정은 기대하기 힘들지만 더 이상 악화되는 것만은 방지할 수 있다.

오소틱의 효과는 교정과 증세를 완화시키는 두 가지로 구분할 수 있는데 증세를 완화시키는 효과란 장기적으로 평발에 의해 다른 증상이 발생하는 것을 방지하는 효과를 포함한다고 보면 될 것이다. 유연성 평발의 경우 유전과는 상관없는 후천적인 문제로, 오소틱으로 대부분 교정의 효과를 볼 수 있다.

소아 평발은 발견 즉시 교정해야 한다

소아 평발의 교정 시기는 언제가 적합한지 묻는 이들이 많다. 소아의 경우, 3~4세에 아치가 나타나기 시작하므로 그 이전의 치료는 필요하지 않다. 유연성 평발은 1년에 6도씩 교정이 가능한데 6도 이상이라면 발목을 접지를 수 있어 위험하다. 소아의 평발이 확인되었다면 발 각도를 검사한 후 1년에 6도씩 교정해야 한다. 예를 들어, 아이의 발목각도가 12도라면 1년에 6도씩 교정했을 때 2년이 소요되고, 18도라면 3년이 소요된다. 교정기간 내내 발이 자라야 한다는 전제 하에서 가능한 일이다.

아이의 발 아치가 완전히 무너졌다면, 초등학교 6학년 이전에 교정을 시작해야 하며 아무리 늦어도 중학교 1학년에는 시작해야 2~3년 동안의 교정기간을 채울 수 있다. 소아 평발의 교정 시기로 가장 좋은 때는 바로 평발임을 발견하는 즉시다. 아이가 어리면 어릴수록 유연해서 교정의 효과가 더욱 크다. 8세 전에 교정을 시작한 아이들이 8세 이후에 교정을 시작한 아이들보다 교정기간을 비롯해 교정효과가 눈에 띄게 좋은 것을 확인할 수 있었다.

오소틱은 보행을 통해 오소틱의 모양을 신체가 기억하면서 교정되는 원리로, 하루에 2시간은 걸어야 효과를 볼 수 있다. 발은 앉아 있을 때도, 누워서 잠을 잘 때도 자란다. 이렇게 발이 24시간 자라고 있다는 것을 인지한다면, 오소틱을 하루에 몇 시간이나 착용했는지가 얼마나 중요한지 깨달을 수 있을 것이다. 또한, 평발 교정의 유무를 떠나 소아를 비롯한 청소년들이 하루 2시간도 걷지 않는다면 건강한 신체발육에도 영향을 미치게 될 것이다.

평발 교정용 오소틱은 서 있는 모든 시간 착용해야 한다. 무너진 아치를 다시 원위치로 들어 올리는 데는 오랜 시간이 소요되지만 발이 주저앉는 것은 매우 빠르게 진행된다. 예를 들어, 등교할 때는 오소틱을 착용했지만 학교에 도착해 실내에서는 착용하지 않는다면 교정되었던 발이 다시 무너져 결국 처음 상태로 돌아가고 만다. 걷기 좋은 봄날에는 오소틱을 열심히 착용했지만 여름이 되어 오소틱을 착용하지 않고 슬리퍼나 샌들을 신는다면 교정되었던 발 아치가 다시 무너져 내려 처음 상태로 돌아가는 것도 마찬가지 이치다. 평발이 완전히 교정될 때까지는 오소틱을 연속해서 착용해야 효과를 볼 수 있음을 명심해야 한다.

평발 교정을 바로 시작해야 하는 아이들

- 신발 안쪽이 닳는 아이
- 발목 조금 아래 주상골이 튀어나오는 아이
- 엄지발가락이 휘어지는 아이
- 척추측만증이 있는 아이
- 발목이 심하게 안쪽으로 기울어져 있는 아이
- 종아리가 자주 뭉치는 아이
- 유난히 피곤해 하는 아이
- 발목이 아프다고 하는 아이
- 무릎이 아프다고 하는 아이

03
변형된 발이 통증과 질병을 부른다

변형된 발은 신체에 다양한 문제를 일으킨다. 평발과 까치발과 같은 대표적인 발 변형 외에도 발가락의 기형, 발목에 외상이 없어도 안으로 꺾이는 증상이 나타나는 발목의 불안정, 발목인대 손상 등과 같은 다양한 증상이 뒤따른다.

걷거나 서 있을 때 발가락이 내측으로 향하는 내족지 보행의 경우, 엉덩이관절이나 대퇴골, 슬관절, 정강이뼈에서 정렬의 이상이나 뼈의 변형이 다양하게 나타날 수 있다. 내족지 보행의 원인으로는 소아의 경우, 지속적인 태아 시의 자세, 유전적인 영향, 앉거나 수면을 취할 때 습관적인 자세 등으로 설명할 수 있다. 성인에서는 류마티스 관절염이나 슬관절 탈구 수술 후의 부작용 등이 있다.

내족지 보행은 대퇴골의 뼈가 틀어지면서 휘어진 상태나 대퇴의 골두가 전방으로 향해 있는 상태를 원인으로 보고 있는데, 이 경우 슬관절과 슬개골이 내측으로 향하게 된다. 대퇴골의 전경사는 9세까지는 성장하면서 감소하지만 남아 있는 경우는 성인이 되어서까지 지속될 수 있다. 경골이 내측으로 틀어진 것이 원인일 경우에는 발 안쪽의 복숭아뼈가 바깥쪽 복숭아뼈보다 뒤쪽에 위치하게 한다.

옆 발가락까지 변형시키는 무지외반증

무지외반증은 첫 번째 엄지발가락이 발 바깥쪽으로 변형되는 증상을 말한다. 엄지발가락은 바깥쪽으로 과잉 변형되면서 두 번째 발가락 관절과 사이가 멀어지게 된다. 첫 번째 발가락 머리부의 내측 비대와 다른 발가락에도 변형이 동반되는 복합적인 질환이다.

무지외반증은 선천적 요인과 후천적 요인이 복합적으로 작용하여 발생하는 것으로 알려져 있다. 선천적 요인을 살펴보면, 원위 중족 관절면의 각이 과다한 경우, 평발과 넓적한 발,

원발성 중족골 내전증, 과도하게 유연한 발을 들 수 있다. 후천적 요인으로는 하이힐 등의 신발코가 좁고 굽이 높은 신발을 자주 이용하는 경우, 외상 등을 들 수 있다.

무지외반증의 가장 흔한 증상은 제1중족 발가락 관절 안쪽 돌출부의 통증이다. 이차적으로는 두 번째 또는 세 번째 발가락의 발바닥 쪽에 굳은살이 생긴다. 또한 신발의 자극으로 피부가 두꺼워지고 통증을 동반한 염증이 생기기도 하며 수시로 신경을 자극해 저린 증상을 유발하기도 한다. 심한 경우는 두 번째 발가락이 엄지발가락과 겹쳐지거나 관절이 탈구되기도 하고, 새끼발가락 쪽에 관절이 돌출되는 변형이 생기기도 한다.

무지외반증이 경증인 경우에는 볼이 넓고 편한 신발을 신거나 오소틱(특수깔창)을 착용하며, 중족골 패드로 동통을 완화시킬 수 있다. 점액낭이 급성 염증을 일으켰을 경우에는 안정과 항생제 투여 후 오소틱을 착용해 지속적으로 운동하는 것이 효과적일 수 있다. 하지만 동통과 변형이 심해지거나 일반 신발을 신기가 어려운 경우, 사회적 활동이 필요한 경우 등에는 수술 치료를 고려해야 한다. 이때 수술 방법은 연부조직을 주로 교정하는 방법과 뼈를 교정하는 방법이 있다.

수술 후에는 교정 위치에서 석고로 고정하거나 무지와 제

2족지 사이가 편하게 벌어지도록 유지시키고, 중족골의 힘을 분산시켜 재발을 막아야 한다. 무지외반증을 방치하면 발가락의 변형은 지속되며, 신경종과 같은 합병증이 심해질 수 있으므로 빠른 치료가 필요하다.

관절염으로 진행되는 발가락 변형 사례

망치 발가락, 해마 발가락, 집게 발가락 등은 발가락의 첫째 마디가 구부러진 질환이다. 구부러진 발가락의 모양이 마치 해마, 집게, 망치 같다고 해서 붙여진 이름이다. 이런 변형된 발가락은 꽉 끼는 신발, 굽이 높은 신발을 오래 신음으로써 발가락의 공간이 좁아져 발가락이 굽어지게 된 것이다. 또한 둘째 발가락이 유난히 긴 경우에 나타나기도 한다.

변형된 발가락은 여러 증상을 불러온다. 우선 구부러진 발가락에 통증이 있으며, 발가락 위의 피부가 두꺼워지고 굳은살이 생긴다. 당뇨가 있는 경우는 감각이 둔해져 궤양이 생기기도 한다. 보통 망치 발가락을 가진 사람들의 경우, 증상을 방치하다가 결국 통증으로 인한 불편감으로 병원을 찾는다. 망치 발가락이 진행되면 마디가 굳어져 펴지지 않고 관절염으

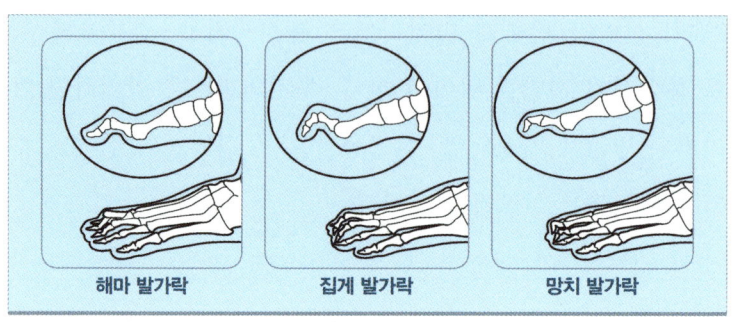
발가락 변형의 유형

로 발전할 수도 있다. 또한, 어깨가 안쪽으로 말려 들어가는 경우도 있다. 직립보행의 원리를 떠올리면 쉽게 이해가 될 것이다.

망치 발가락 증세가 보일 경우에는 발가락의 스트레칭을 자주 해주고 통증완화를 위한 쿠션 등을 사용하며, 발에 맞는 신발을 착용해야 한다. 특수깔창은 발가락의 내궁을 움직여 힘을 분산할 수 있어 탁월한 효과를 발휘한다.

하지만 당뇨는 발의 감각이 둔하고 혈액순환이 원활하지 않기 때문에 상처의 치유가 더뎌 작은 궤양이 생길 경우 치료가 무척 힘들다. 망치 발가락 증상이라면 발에 굳은살이나 상처가 생기지 않도록 더욱 세심하게 신경을 써야 하며 미리 예방해야 한다.

수술 후에도 재발하기 쉬운
내향성 발톱

내향성 발톱은 발톱의 가장자리가 압박되어 발톱이 발톱의 홈으로 파고드는 현상을 말한다. 발톱 벽과 홈 사이에 딱딱한 굳은살이 생겨 심한 통증과 함께, 염증이나 상처가 생기게 된다. 주로 엄지발가락에 나타나며 외과적인 수술로 발톱을 뽑기도 하지만 다시 자라날 때 재발하기도 한다.

내향성 발톱은 발톱이 발톱 바깥쪽의 살을 지속적으로 누르게 되는 모든 상황들이 원인으로 작용한다. 특히 손톱깎기도 발톱 바깥쪽을 깊이 깎을 경우 자칫 살 속에 숨은 잘리지 않은 발톱 파편이 살 속을 파고들 수 있다. 발톱 무좀을 오래 방치해 발톱의 모양이 변형된 경우, 꽉 조이는 신발을 장시간 신었을 경우, 발가락뼈가 튀어나온 경우, 내부 압력의 증가로 인해 잘 발생하고 비만이나 노화가 진행되면서 발톱이 자연적으로 굴곡이 심해지는 경우 등에서 발생한다. 또한, 가족력의 경향도 있어 유전적인 요인도 상당한 영향이 있을 것이라 추측한다.

내향성 발톱은 주로 엄지발가락에, 특히 오른발 엄지발가락에 잘 나타나는 경향이 있다. 아마도 걷거나 뛸 때 가장 압박이 큰 부위이기 때문일 것이다. 처음에는 엄지발가락의 바깥쪽이나 안쪽이 약간 붓고 가벼운 통증이 찾아오지만 이내 마찰이 심해지면서 더욱 붓게 되고 진물이 나기도 한다. 더 진행되면 염증과 혈관, 섬유조직이 증식된 덩어리 등의 육아 조직이 증식하고 발톱 주위가 곪기 시작한다. 이 정도로 진행됐을 경우 냄새와 함께 심한 통증을 동반해 정상적인 보행이 어려워진다.

내향성 발톱의 증상이 가벼운 경우에는 파고 들어간 손발톱의 모서리와 그 아래의 살 사이에 솜뭉치나 치과용 치실을 끼워 넣어주면 호전되는 경우가 많다. 하지만 증상이 심해 수술을 하게 될 경우, 우선 파고든 손발톱의 옆면을 제거하고 위를 덮고 있는 가장자리 손발톱 주름을 제거한다.

내향성 발톱은 충분한 휴식과 함께 발에 압력을 가할 수 있는 행동을 자제하고 평소 발톱관리에 신경 써야 한다. 발톱을 깎을 때 손톱깎기를 발톱 양측에 깊이 밀어 넣어 깊숙한 곳도 일률적으로 짧게 깎으려 해서는 안 된다. 발톱은 일자로, 발톱의 양 옆 모서리 끝이 항상 외부에서 보이도록 깎아야 한다.

O자형 다리, X자형 다리는 왜 생길까?

발은 인간을 직립하게 해주는 뼈의 기본 틀이다. 발의 균형이 깨어졌을 때 그 위에 서 있는 무릎과 척추의 불균형을 초래할 수 있으며, 이로 인해 머리 통증과 요통까지 유발할 수 있다. 오래된 두통과 요통, 그리고 특별한 이유 없는 두통과 요통을 경험한다면 한번쯤 발의 균형을 검사해 볼 필요가 있다.

O자형이나 X자형 다리 또한 교정이 필요하다. O자형 다리에서는 발목관절의 외반, 그리고 X자형 다리에서는 발목관절의 내반을 찾아볼 수 있다. 발목관절의 기형은 무릎관절에 영향을 미치게 되고 O자형 또는 X자형 다리를 유발하는 요인이다.

흔히 안짱 또는 팔자걸음이라 일컫는 증상도 교정이 필요한 부분이다. 이는 발목관절의 기형에서 비롯된 것으로, 발목관절의 변형은 발 아치의 변형을 초래하며, 이로 인해 안짱, 팔자 걸음을 유발하게 되는 것이다.

또한, 발목 관절이 발 안쪽으로 구부러져 있는 경우, 쉽게 바깥쪽 발목에 염좌가 생기거나 인대가 늘어날 수 있다.

족부 교정이 필요한 사람

· 허리 디스크, 목 디스크, 요통, 좌골신경통 질환을 앓는 사람

· 척추측만증, 골반이 틀어진 사람

· 무릎 관절염, 무릎통증이 있는 사람

· 평발, 굳은살, 티눈, 무지외반증

· 발바닥이 아프거나 뒤꿈치가 갈라진 사람

· 발이 차거나 열이 나는 사람

· O자형, X자형 다리 등 휜 다리 증상이 있는 사람

· 팔자걸음, 안짱걸음을 걷는 사람

· 비만이거나 다리가 잘 붓는 사람

· 성장이 늦거나 집중력이 떨어지는 학생

· 장시간 서서 일하는 사람

· 이유 없이 두통이 지속되는 사람

04
발의 통증, 무심코 지나쳐서는 안 된다

 발은 신체에서 가장 복잡한 구조로 이루어진 부위인 만큼 발의 통증을 동반하는 질병 또한 복잡하고 다양하다. 흔히 발목을 삐었다고 표현하는 족부염좌의 경우는 관절 범위를 벗어나는 발목과 발의 움직임에 의한 발목 주위 인대의 손상을 말한다. 손상 부위는 바깥쪽 인대와 안쪽 인대, 경골비골 인대다. 이중 바깥쪽 인대의 손상이 가장 흔하게 나타난다. 족부염좌가 국소의 종창, 동통과 압통, 피하 출혈을 동반하면서 족근의 내전 외전 혹은 외회전 외상력이 있으면 인대손상을 의심하게 된다.
 종족골두 부위에 발생하는 동통을 일으키는 종족통증은 혈관계 이상, 무혈성 괴사, 신경계 이상, 기계적인 이상 등의 원인으로 발생하는데 종족골하 통증은 체중 부하 시 생체 역학의 이상으로 발생하며 발의 과도한 회내전으로 인한 종족골두에 가해지는 증가된 충격이 가장 흔한 원인으로 알려져 있다. 종족골두통은 신발 교정과 신발 속에 삽입물을 넣어 종족골두에 가해지는 충격을 완화시켜주면 효과를 볼 수 있다.

아침에 더 심해지는
발뒤꿈치 통증

발 질환 중 가장 흔하게 나타나는 것은 족저근막염이다. 족저근막은 발뒤꿈치에 만져지는 뼈(종골)에서 시작하여 발바닥 앞쪽으로 5개의 분지를 내어 발가락 기저부에 부착된 강인하고 두꺼운 섬유띠를 말한다. 이는 발 아치를 유지하고 체중 부하 상태에서 발을 올리는 데 도움을 주는 발 역학에 있어 중요한 부분이다.

족저근막염은 뒤꿈치의 통증을 일으키는 질환으로 임상에서 가장 흔하게 접하게 되는 족부 병변 중 하나이다. 족저근막염이 발생하는 평균 연령은 45세 정도로, 남성보다 여성이 2배 정도 더 많다. 장시간 오래 서 있다거나 운동을 과도하게 해서 발에 스트레스가 증가했거나 최근 몸무게가 증가했다거나 유연성 평발이나 까치발일 경우 더욱 쉽게 발병한다.

족저근막염의 원인으로는 계단 오르기, 등산, 조깅, 에어로빅 등 과도한 발의 사용, 중년층의 비만으로 인한 과도한 부하, 좋지 않은 구두, 하이힐, 점프하거나 높은 곳에서 떨어져 생긴 외상, 운동을 갑작스럽게 많이 한 경우, 당뇨와 관절염 등 여러 가지를 들 수 있다.

족저근막염은 보통 서서히 발생하는데, 아침에 일어난 직후 처음 몇 발자국을 걸을 때 심한 통증을 느끼는 것이 특징이다. 밤사이에 족저근막이 수축이 된 상태로 있다가 아침에 체중이 부하되어 수축된 족저근막이 갑자기 스트레칭이 되면서 발생하는 증상이다. 족저근막염이 진행되면 오래 걷거나 운동을 한 후에도 통증이 발생하는데, 특히 안쪽 발뒤꿈치에 심한 압통이 나타나며 아킬레스건 단축을 동반하는 경우가 많다.

족저근막염은 보존적 치료로 90% 이상 회복되는 것으로, 수술적 치료는 필요 없다. 이는 적절한 신발을 선택하는 것이 가장 중요한데, 꽉 끼는 신발은 피하고 뒷굽이 너무 낮거나 바닥이 딱딱한 신발 또한 피해야 하며, 넉넉한 크기의 약간 높은 굽의 바닥이 부드러운 신발을 착용한다. 또한, 체중을 줄이고,

장시간 서 있는 습관을 피하며, 운동선수인 경우에는 달리는 거리를 줄이거나 자전거 타기 또는 수영장 풀 내에서 뛰기 등으로 훈련 방법을 변경하는 것이 좋다.

티눈과 물집을 방치하면 큰 문제가 된다

티눈은 원뿔 형태의 국한성 각질 비후증으로, 원뿔의 기저부는 피부 표면이며, 꼭지는 피부 안쪽으로 향하는 형태로 나타난다. 티눈은 만성적으로 과도한 기계적 비틀림이나 마찰력에 의해 발생한다. 이와 같은 힘이 비교적 넓은 부위에 작용하면 굳은살이 발생하고, 국소 부위에 집중되면 티눈이 발생한다.

티눈은 연성티눈과 경성티눈 두 가지로 나뉘는데, 경성티눈은 주로 발가락의 등 쪽 표면에 발생한다. 윤이 나고 상층부를 깎아내면 병변의 가장 조밀한 부위에서 핵이 나타난다. 이 핵이 하부의 감각신경을 자극하여 무디고 거북한 감각이나 날카롭게 찌르는 듯한 통증을 유발한다. 연성티눈은 발가락 사이에 발생하는데 땀에 의해 짓무르게 되어 부드럽고 축축해져 희게 보이며 주로 4~5번째 발가락 사이에서 발생한다.

티눈은 육안으로 쉽게 확인할 수 있지만 굳은살이나 사마귀와는 구분할 필요가 있다. 굳은살은 티눈과 달리 중심핵이 없으며 좀 더 넓고 두툼하다. 사마귀와 감별하기 위해 표면 각질을 깎아내는 방법이 있는데, 사마귀는 점상 출혈이 나타나지만 티눈은 각질 핵이 나타난다.

티눈은 마찰이나 압력이 있는 부위에 생기게 되는 것으로 이런 원인을 제거하면 간단히 해결되지만 특수깔창을 착용한 후 꾸준한 발가락 운동으로 힘의 중심을 분산하여 주는 것도 좋은 치료 방법 중 하나다. 하지만 티눈에 좋지 않은 신발 스타일을 고집한다든지, 직업적으로 필요한 경우라든지, 뼈의 구조에 의한 경우 등이라면 치료는 어려울 수밖에 없다.

발바닥 앞이
타는 듯한 통증

모르톤씨 발가락 신경종은 진정한 의미의 종양은 아니지만 발가락과 발가락 사이의 신경이 맞닿아서 생기는 질환이다. 모르톤씨 발가락 신경종은 발가락에 분포하는 내외 족저 신경의 분지인 지간 신경 주위 조직에 섬유화가 발생되어 발바닥 앞부분의 통증을 일으킨다. 그 외 원인으로는 횡중족지골 간

인대의 비후, 결절종, 활액 낭포, 지방종 등을 들 수 있다.

　가장 흔한 증상은 걸을 때 발바닥의 앞부분이 타는 듯한 느낌과 찌릿한 통증이다. 때에 따라 발가락의 저린 느낌이나 무감각이 동반되기도 한다. 굽이 높고 앞이 좁은 구두를 신었을 때는 증상이 나타났다가도 신발을 벗고 마사지를 한 후 맨발로 푹신한 바닥을 걸을 때는 증상이 호전되는 것이 특징이다. 하지만 다시 높은 굽의 구두를 신으면 바로 증상이 심해진다.

　모르톤씨 발가락 신경종의 가장 기본적인 치료방법은 원인이 될 만한 좁은 신발의 착용을 금하는 것이다. 일반적으로 앞볼이 넉넉하고 부드러우며 굽이 낮은 신발이 좋고, 발의 중간 부분에 부드러운 패드를 부착하는 것도 좋은 방법이다.

05
발 질환의 증상과 원인 알아보기

　당뇨환자는 말초신경의 기능이 약화되거나 손상되어 통증을 느끼지 못하는 것이 특징이다. 그래서 발에 상처가 생겨도 모르고 있다가 상처부위가 감염되어 썩게 되면 결국 절단하는 단계에 이르는 경우도 있다. 통계에 따르면 당뇨환자 25%에게서 발 질환이 발생하는 것으로 나타났다. 당뇨병으로 발에 합병증이 발병했다면 보다 섬세한 발 관리가 필요하다. 평발이나 까치발을 지닌 당뇨병 환자들에게서 발의 합병증이 오기 쉽다. 인체의 혈관 길이는 무려 약 12만km로 이렇게 긴 핏줄이 체내를 연결하고 있다는 것을 이해한다면 혈액순환이 얼마나 중요한지 깨달을 수 있을 것이다.

족부 질환은 일반적으로 알고 있는 것보다 훨씬 다양하며, 이로 인해 신체에 발생하는 문제점은 예상하는 것보다 매우 심각하다.

무서운 결과를 유발하는 혈액순환장애

혈액순환에 장애가 생기면 혈관이 좁아지면서 산소와 영양공급에 지장을 받게 되어 상처의 치료가 쉽지 않다. 차고 저리는 듯한 통증이 오면서 발에 궤양과 상처가 생기게 되는데, 한 번 생긴 상처는 잘 아물지 않아 장기간의 치료를 요하게 된다.

신경증 장애 또한 당뇨성 발 합병증 중 하나다. 발에 맞지 않은 신발을 불편한 줄 모르고 계속 착용한 채 보행하고, 피부에 상처가 생긴 것을 방치한다면 절단의 위험성이 있을 수도 있다.

괴사성 근막염 또한 무서운 당뇨성 발 합병증이다. 이는 보통 사지에 발생하는 질병으로 근막조직이 썩는 증상을 보인다. 괴사성 근막염은 근막 조직을 따라서 세균감염이 발생하여 근막이 녹아버리고 썩으며, 심할 경우 전신 감염으로 생명에 위협을 줄 수 있는 매우 위중한 질병이다. 이는 당뇨병, 간경화, 과로 등으로 면역력이 떨어졌을 때 발생할 확률이 높다. 해수욕장 등지에서 상처 치료를 하지 않은 채 바닷물에 들어가거나 벌레에 물리거나 바늘, 못 등에 찔린 후 대수롭지 않게 넘어갈 경우 괴사성 근막염에 노출될 수 있다.

주사를 맞은 자리나 벌레가 문 자리 등 작은 상처라도 그 부위를 통해 세균이 침투했을 경우, 대략 1주일 후 춥고 열이 나게 되는데 이를 감기로 착각하기 쉽다. 하지만 3일 정도가 지나면 감염 부위에 발적이 생기고 붓고 시간이 지날수록 크기가 다양한 물집이 나타난다. 이것이 전신 감염으로 진행되면 지혈입, 빠른 맥박 능 패혈성 쇼크가 나타나고 심하면 사망에 이를 수도 있다.

균에 따라 심한 악취가 나기도 하며 매우 빠르게 진행하는 것이 특징으로, 처음에는 봉와직염과 유사하여 구분이 쉽지 않지만 항생제에 반응하지 않으며 급속도로 진행하는 것, 감염 부위의 통증이 매우 심한 것이 봉와직염과 구분되는 특징이다.

당뇨성 발 합병증의 관리는 무척 세심하게 이루어져야 한다. 신발은 앞 코가 높고 볼이 넓어 발가락이 닿지 않는 것으로 착용하며, 외부의 어떤 충격으로부터도 발을 보호할 수 있는 것이어야 한다. 깔창은 발의 모양과 형태에 따라 정확하게 설계되어야 하고, 신발의 소재 또한 최대한 가벼워야 한다.

당뇨 전용으로 제작된 양말을 신는 것도 좋다. 당뇨 양말은 발의 혈액순환에 무리를 주지 않도록 발목 부위를 조이지 않을 정도로 넓어야 하며 재질 또한 면이나 면과 혼합하여 만든 섬유가 좋다. 두 겹으로 된 양말이 피부와 마찰을 줄여 궤양이 생기는 것을 예방하는 데 더욱 효과적이다.

당신의 두 다리는 균형을 이루고 있는가?

두 다리의 균형은 건강을 유지하는 데 기본적으로 갖추어야 할 조건이다. 인체는 좌우대칭이 정상이지만 살아가면서 환경과 생활습관, 질병과 사고로 인해 골격이 변화되어 비대칭 체형으로 바뀌게 되는데 비대칭 체형은 건강에 나쁜 영향을 미치고 있다는 증거이다. 즉, 인간의 생명을 조정하는 신경은 척추와 골격에 의해 보호, 유지되기 때문에 비대칭, 즉 골격의 부정렬은 인체에 나쁜 결과를 끼치게 된다.

두 다리의 균형을 깨뜨리는 중요한 요인으로 발 아치의 문제를 들 수 있다. 건물의 기초가 튼튼하지 못하다면 무너질 수 있듯 인체의 기초인 발, 특히 발 아치가 정상 범위를 벗어나면 발목에서 시작하여 목뼈까지 이르는 직립관절의 모든 부위에 각이 틀어지면서 몸의 비대칭화를 야기하게 된다.

즉, 발의 균형에 따라 체형이 변하는 것이다. 머리 방향이 우측으로 향하면 양(陽) 체형으로 오른쪽 다리가 길며, 오른쪽 어깨와 고개가 오른쪽으로 기울어져 있다. 또한 척추가 좌로 측만하거나 후만하여 좌뇌 기능의 장애와 호흡 순환계, 혈액 순환계에 문제를 일으킨다.

머리 방향이 좌측으로 향하면 음(陰) 체형으로, 왼쪽 다리가 길며 왼쪽 어깨와 고개가 왼쪽으로 기울어져 있다. 척추가 우로 측만하거나 후만하여 우뇌 기능의 장애, 그리고 소화기계와 비뇨생식기계에 문제를 일으킨다.

다리 길이와 좌우 골반 모두가 불균형이면 혼합형으로, 고관절 각도에 이상이 함께 있는 경우가 많고, 대부분의 질환은 만성적인 경우가 많은데, 이런 경우 회복하는 데 많은 시간이 소요된다.

좌골신경통과 척추분리증이 생기는 이유

좌골신경은 인체에서 가장 큰 신경으로 손가락 굵기 정도의 크기다. 허리 척추 부위에서 시작해 고관절, 엉덩이, 다리 뒷부분을 지나 발까지 연결되어 있다. 좌골신경통은 좌골신경이 지나는 부위에 통증을 유발하는데, 두통의 원인이 종양, 혈압, 타박, 스트레스와 같이 다양하듯 좌골신경통 또한 증상이지 질병명은 아니다. 이는 디스크와 협착증, 척추전위증과 같이 대표적인 질환 중 하나이다. 통증이 있다면 먼저 척추질환을 의심해보고 나머지 원인을 진단하는 것이 중요하다.

좌골신경통의 증상은 제일 먼저 걷기가 힘들다는 것이다. 요통과 함께 한쪽 다리가 당기듯 아프고 저리고 시린 통증을 동반한다. 심할 경우 발이나 발가락까지 통증이 있고, 감각마비가 생기기도 한다. 허리통증보다 주로 다리 쪽으로 저리고 아프며 심하면 찌르는 듯하거나 쥐어짜는 듯한 통증이 오고 협착증 증상과 같이 오래 서 있거나 걷지 못하지만 쪼그리고 앉으면 시원하다.

좌골신경통이 의심될 때는 정확한 진단을 통해 원인을 파악한 후 결과에 따라 오소틱(특수깔창)을 착용하는 방법과 물리치료를 병행하고 바른 자세로 걷기 등을 통해 증상을 완화할 수 있다.

척추분리증 또한 과격한 운동을 피하고 특수깔창 착용 후 꾸준히 바른 자세 걷기 운동이 요구된다. 척추분리증은 척추뼈가 분리되어 불안정한 상태를 말한다. 척추 뼈는 앞쪽에 몸체가 있고, 뒤쪽에 신경이 지나가는 구멍이 있으며 이곳을 감싸는 척추 추궁이 있는데, 이곳의 결손으로 하나의 척추뼈가 결손 부위를 중심으로 따로따로 움직이는 상태를 말한다.

척추분리증은 선천적으로 관절 간 협부에 결함이 있는 경우, 허리의 외상 및 과격한 운동 등의 반복으로 인해 관절 간 협부에 과부하가 발생하여 생긴 피로 골절이 원인이 되기도 한다. 관절 사이의 결손이 있는 부위에 요통을 호소할 수 있으며 특히 허리를 펴는 동작을 할 때도 통증이 동반된다. 척추 분리증이 진행되면 척추 전방 전위증이 발생하게 되어 다리로 내려가는 신경근이 눌리게 되어 하지 방사통이 발생할 수 있고, 오래 걸으면 다리가 저리고 당기는 증상이 나타나기도 한다.

뒤꿈치 통증 또한 주의해야 할 증상 중 하나다. 뒤꿈치는 발바닥에서 가장 체중이 많이 실리는 부분으로 뒤꿈치의 뼈는 발에서 가장 크고 튼튼하며 제트 엔진의 터빈과 같은 규칙적인 모양으로 배열되어 있다.

뒤꿈치는 중요한 뼈와 혈관과 신경을 보호하는 부분으로 외부로부터 충격흡수의 임무를 훌륭하게 수행하도록 특수 구조로 되어 있다. 걸을 때는 아래로부터 오는 충격을 감소시켜 인체에 전달하지 않도록 섬세하게 설계되었다. 뒤꿈치에 과도한 충격을 주거나 선천적으로 지방층이 약한 사람, 아치가 높은 까치발을 갖고 있는 사람에게서 뒤꿈치 통증이 나타나는 경우가 많다.

06
이명증, 생리통도 발과 관련이 있다

 갑자기 귀에서 '윙' 하는 소리나 바람소리 또는 매미소리 등이 들리는 경우, 몹시 괴로울 수 있는 이와 같은 질환을 이명 또는 귀 울음이라고 한다. 이명은 외부에서 들리는 소리가 아니라 자신의 귓속이나 머릿속에서 들리는 소리를 잠시 느끼는 것으로, 잠시 나타났다가 사라지는 이명은 90% 이상의 일반인들도 경험할 만큼 흔한 질환으로 병적인 상태는 아니라고 진단한다.
 이명의 원인은 청각기관 주변의 혈관이나 근육의 이상으로 인한 경우, 혹은 청각기관 자체의 이상에 의한 경우다. 청각기관 자체의 이상에 의한 경우는 명확한 발생 원인이 밝혀지지 않았으나 내이, 청신경, 뇌 등의 소리를 감지하는 신경경로와 이와 연결된 신경계통에 비정상적인 과민성이 생기는 현상으로 보고 있다.

그런데 이와 같은 이명증이 체형의 불균형에 의해서도 생길 수 있다. 다리 길이의 차이나 골반비대칭, 턱관절장애 등으로도 이명이 생기게 된다. 자세의 불균형을 바로잡는 것은 체성감각의 안정을 유도해 밖에서 들려오는 정보왜곡을 막고 자율신경의 안정을 통해 이명증을 치료할 수 있는 좋은 방법이다.

부종의 경우도 여러 원인이 있지만 부종이 생기면 기운이 아래로 향하기 때문에 심신이 무겁고 피곤하게 되어 일상생활을 하는 데 어려움이 따른다. 부종은 인체가 정상적으로 수분을 배설하지 못해 몸에 있어야 할 수분의 양보다 더 많은 물이 피부 밑에 고여 몸이 부어오르는 현상이다. 물이 웅덩이에 고여 움직이지 않으면 다른 불순물과 합쳐져 물이 썩는 것처럼, 인체도 고여 있는 물이 다른 노폐물과 합쳐져 인체 순환계에 불필요한 담을 형성하여 혈액의 순환을 방해하게 된다.

부종은 신장, 심장의 기능장애로 발병하는 경우가 가장 많다. 심장이 약해지거나 심장병 질환이 있을 경우 혈액과 수분은 순환력이 떨어져 체내의 수분대사에 장애가 일어나고 온몸에 부종이 생기게 된다. 신장염을 앓는 경우, 배설되는 소변의 여과과정에 이상이 초래되어 눈꺼풀부터 부종이 생기기 시작해 점차 온몸으로 번지게 된다. 위장 질환을 앓는 경우에도 영양분을 제대로 흡수하지 못해 부종이 나타날 수 있다.

몸이 무거워 잘 움직이지 못하는 임산부의 경우, 걷기 운동을 통해 손발의 붓기를 빼주는 것이 좋다. 임산부의 걷기 운동은 임산부 부종 손발 붓기 등에 많은 도움이 되지만 심하게 할 경우 건강에 무리가 올 수 있으므로 적당한 시간을 정해 이루어져야 한다.

임산부의 가장 보편적인 질환은 평발화와 부종이다. 이런 문제로 발의 뒤꿈치, 아치, 볼 부위에 통증을 호소하게 되는데, 부종은 임신 중 많은 혈액이 축적된 결과이다.

자궁이 확장되면 골반과 다리의 혈관을 압박하여 혈류가 느려지고 하지에 혈액이 머물기 때문이다. 임산부들은 9개월 동안 체중을 분산시키며 충격을 흡수하는 특수깔창을 장착한 신발을 착용함으로써 임신 합병증을 가능한 한 예방하는 것이 중요하다.

여성질환의 원인이 되는 비뚤어진 골반

여성의 골반은 남성과 비교할 때 옆이 넓으며 세로가 짧은 구조로 되어 있다. 남성과 여성의 골반을 비교해 보면 여성의 골반은 요추와 골반을 연결하는 인대가 길어 허리가 불안정하게 되어 남성보다 허리 통증이 일어나기 쉽다.

골반과 요추의 연결부인 요선부가 불안정하면 그 위에 서 있는 요추, 흉추, 경추 또한 불안정하게 되는데 미국 족부의학회는 현대인의 불안정한 발이 주 원인이라고 밝혔다.

여성들의 비뚤어진 골반은 불임, 생리통, 요통의 원인이 된다. 여성들의 골반이 비뚤어지는 것은 태아의 집이 무너지는

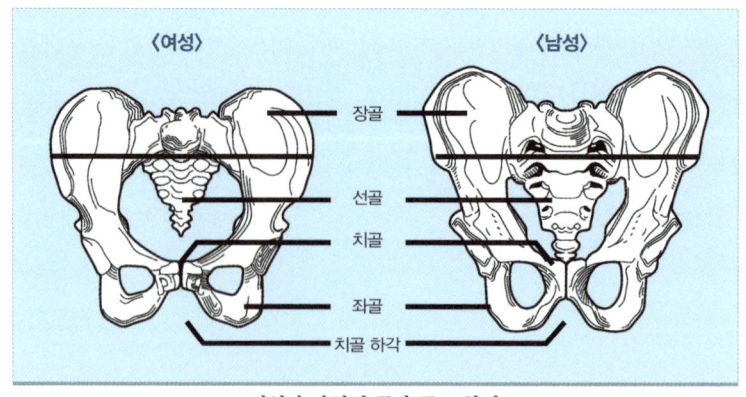

여성과 남성의 골반 구조 차이

것과 같다고 할 수 있다. 비뚤어진 골반은 건강한 출산을 방해하며, 출산 시 힘이 제대로 전달되지 않으므로 엄청난 고통이 따르게 된다. 또한, 골반의 변위는 부인과 질병과 요통, 생리통 등의 원인이 될 수 있다.

출산 후 부인과 질병을 호소하는 경우 또한 골반이 제 위치로 복원되지 않아 골반이 틀어진 경우가 많다. 하지만 산후 조리 중에 발의 중요성을 생각하는 산모는 흔하지 않다. 도로의 현대화로 바닥은 모두 시멘트로 포장되어 있고, 신발은 이런 지면으로부터 전해지는 충격을 충분히 해소해야 하지만 현대의 거의 대부분 신발은 제 기능을 상실하고 있다. 출산으로 약해져 있는 장골은 지면으로부터 전달되는 충격에 그대로 노출되어 있다.

부인과 질환으로 가장 많은 비율을 차지하는 것이 생리통이다. 생리통은 대부분의 여성이 겪는 증상으로 생리 시작 전부터 시작해 생리 첫날에 그 증상이 가장 심한 것이 일반적이다. 아랫배가 차갑고 수족냉증이 있거나 자궁에 어혈이 배출되지 못하고 머물러 있어서 생리통이 유발되는 것으로, 보통 혈액순환의 이상으로 나타나는 증상이다. 혈액순환을 원활하게 한다면 생리통 증상을 없앨 수 있다.

부인과 질환 중 산후풍은 출산 후 몸 관리를 제대로 하지 못한 산모들에게서 나타나는 출산후유증으로 100일이 되기 전 찬바람을 많이 쐰 탓에 자궁에 냉기가 들어가게 되어 낮아진 면역력이 세균을 방어하지 못해 나타나는 증상이라고 알려져 있다.

산후풍은 관절이 시리며 생식기능이나 비뇨기 계통의 기능을 저하시키고 몸이 차가워지게 만든다.

갱년기 또한 주목해야 할 부인과 질병이다. 갱년기는 폐경 직전부터 직후까지 말하는 것으로 난소의 기능이 저하됨에 따라 생리를 하지 않게 되는 자연스러운 증상이기도 하다. 갱년기는 보통 50대 이후에 발생하는데 성호르몬이 감소되면서 정신적인 변화를 겪게 된다. 우울증이나 조울증, 스트레스가 극심한 경우 치료를 통해 갱년기를 극복하는 것이 좋다.

part 4

신발만 바꿔도 건강의 반은 해결된다

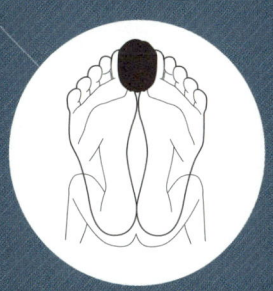

01
발을 보호하라! 신발의 탄생

인간이 두 발로 서기 시작한 때부터 다리와 발은 무거운 체중을 견뎌야 하는 피할 수 없는 운명에 놓이게 되었다. 그러므로 체중의 충격을 제일 먼저 받는 발은 그만큼 보호가 필요하게 되었다. 신발이라는 도구가 탄생한 것이다. 신발은 환경에 따라 목적이 달랐다. 돌이 많은 환경, 눈과 얼음이 많은 환경, 습기나 진흙이 많은 환경 등이 그것이다.

신발은 인류의 기본적인 요구에서부터 시작되어 시간이 흐름에 따라 여러 과정을 거쳐 발전해 온 것임을 알 수 있다. 인류가 최초로 신발을 신게 된 동기는 쉽게 추정할 수 있는데 그것은 발을 보호함으로써 피로를 방지하는 데 목적이 있었을 것으로 추정된다. 최초의 신발은 냉해로부터 발을 보호하는 데 두었으나 현대로 오면서 기능성, 미관성, 경제성을 충족시키는 방법으로 나아가고 있다.

신발은 동서양을 막론하고 추위나 더위로부터 발을 보호하기 위하여 사용한 도구이다. 즉, 신체의 쾌적함을 유지하려는 생리적 욕구를 만족시키기 위해 인류가 기후에 적응할 수 있는 복식을 발명하여 사용하였듯이, 신발도 발을 보호하는 수단으로 사용하기 시작했던 것이다. 신발의 기원에 대한 학설은 여러 가지가 있겠지만 크게 세 가지로 나누어 볼 수 있다.

첫 번째 학설은 신발이 재해와 악령을 피하게 해준다는 원시신앙의 관점에서 본 토테미즘설이다. 두 번째는 신발이 안전안산(安全安産)으로 우리 신체를 지켜주는 수호신과 마찬가지라는 호부설이 있다. 세 번째는 성별 또는 신분계급에 따라 신발의 모양을 다르게 만들어 신기 시작했다는 성차설이다.

그렇다면 가장 오래된 신발은 무엇으로 만들었을까? 문헌에 기재된 가장 오래된 신발은 기원전 2000년경 고대이집트의 파피루스로 엮은 샌들 모양의 것이라고 알려져 있다. 원래 샌들의 어원은 그리스어로 널빤지라는 뜻의 샌달리온이었으나 영어화되면서 샌들이라고 부르게 되었다.

고대 이집트, 그리스 로마 시대의 신발은 대부분 샌들 모양이 주류를 이루었는데 구두의 견고성을 찾기 시작한 것은 오랜 전란에 시달리던 십자군 운동 때부터이다. 1305년 에드워드 1세는 마른 보리말(Barley Coms)로 신발치수를 쟀는데 지금도 영국의 신발 단위는 바리몬으로 불리고 있다.

서양 신발의 기원은
고대 이집트와 그리스

현대에 신는 신발의 형태도 실은 고대 이집트나 그리스 시대인 기원전 4~5세기까지 거슬러 올라가는 경우가 많다. 나막신의 형태도 나무를 깎아 만들었다는 것을 제외하고는 현대의 가죽신 형태를 하고 있다.

이집트 고왕국의 나무샌들, 프랑스 농부들의 싸보, 이탈리아의 조첼리, 네덜란드의 클롬, 다마스카스의 카카보, 보카라, 소련의 카후루, 카후시, 쭈빈 등은 모두가 나막신이면서 모양이 각기 다르다. 그러나 진흙길이나 비가 올 때 신는다는 공통점을 가지고 있다.

장화는 역시 냉기로부터 발을 보호해야 하는 추운 지방에서 시작되었다. 더운 지방에서 샌들이 발달된 것과 대조를 이룬다. 눈과 빙판이라는 자연과의 싸움은 바로 한대지방에서

사는 사람의 생활사이다. 얼음 속에서 태어나 얼음 속에서 살아야 하는 한대지방에서는 추위를 이길 수 있는 내한성이 강한 신발이어야 한다. 그러므로 자연스럽게 동물의 가죽으로 만든 장화가 발달하게 되었다. 굽이 높은 하이힐은 온대지방에서 발달했으며 서민층에서보다 귀족층에서 발달되었다. 키가 더 커 보여 위엄과 권위를 나타내 보이고자 한 데서 그 기원을 찾을 수가 있다.

최초의 하이힐은 2,500년 전 테베왕의 분묘에 새겨진 벽화에서 찾아 볼 수 있는데 이 벽화 속의 도살자는 뒷 부분의 굽만 높은 것이 아니라 앞 부분의 굽까지도 높은 신발을 신고 있다. 이것은 나막신과 비슷한 것으로 오늘날 하이힐 형태와는 거리가 멀다.

오늘날 하이힐과 흡사한 것은 기원전 159~129년 시리아의 국왕이었던 안티오커스 7세가 신고 있는 신발이다. 그의 조각상을 보면 오늘날과 흡사한 하이힐이지만 발가락이 노출된 것으로 하이힐과 샌들을 합쳐놓은 형태다. 그렇지만 현대의 하이힐은 쇼핀에서 출발했다고 보는 것이 맞다. 쇼핀은 가벼운 나무로 밑창 전체를 높게 만들어 키를 크게 보이게 하기 위해 고안된 것인데 르네상스 시대의 아랫자락이 넓은 여성들의 드레스와도 깊은 관계가 있다.

실제 이런 신발로는 일상생활에서 일을 전혀 할 수 없으므로 프랑스의 앙리 3세는 서민들이 귀족 복장을 금하는 법령을 내리기도 했다. 가장 현대적인 하이힐은 프랑스의 루이 14세에 의해서 시작되었다. 그는 신발에서 뿐 아니라 패션에서도 큰 발전을 시킨 공로가 있다. 그는 매우 키가 작았으므로 자신의 키가 커 보이도록 뒷굽이 높은 하이힐을 신었다. 여기에서 발전되어 여성들은 앞코가 뽀족하고 굽이 가는 현대의 하이힐과 유사한 형태를 만들어 신기 시작했다.

　중세기에는 십자군의 동방원정 및 기독교인들의 성지참배로 인해 견고하고 질긴 신발의 수요가 증가하게 되었으며 또 다른 면으로는 왕실과 귀족계급들이 요구하는 화려하게 장식된 신발도 나타나게 되었다. 또 특기할 만한 것은 프랑스 앙리 2세의 왕비인 카테리나가 단화에 높은 굽을 부착한 신발을 신고 무도회에 나간 것을 계기로 힐(Heel)이 널리 알려졌다. 이후부터 승마화, 군화, 신사숙녀화에 굽이 달린 신발이 많이 등장하게 되었다.

　남자들이 신는 구두는 BC4000～3000년경의 메소포타미아나 이집트 문명으로 거슬러 올라간다. 그 후에는 발을 보호하기 위한 여러 가지 형태로 그 모양이 변화해 간다. 오늘날 우리가 사용하는 단화, 샌들, 슬리퍼, 장화는 상당히 오래전부터 착용되었던 것으로 유럽의 샌들은 원래 아시아에서 시작된 것이다. 여기에서 주목할 만한 점은 6세기부터 손뜨개 양말이 등장했다는 것이다. 그때까지만 해도 헝겊을 꿰매 만든 양말을 사용했기 때문에 양말은 딱딱하고 구두는 부드러운 재료로 만들었다. 손뜨개 양말의 출현은 튼튼하고 딱딱한 구두를 사용하게 되는 계기가 되었다고 할 수 있다. 그 후 19세기까지 구두는 그렇게 급격히 발달되지 못했고, 오른쪽 왼쪽의 구별이 없는 것이 대부분이었다.

그러던 것이 취리히의 해부학자 헬름 본 메이어(Hermann Von Meyer)가 1857년 구두의 이론적인 학설을 발표하면서부터 비로소 오늘날과 같은 현대의 모습으로 다양하게 발전될 수 있었다.

중국의 전족과 공혜, 비단구두 이야기

동양 신발의 기원은 중국과 일본에서부터 찾아보는 것이 현명할 것이다. 중국 역사 박물관과 미국의 보스톤 박물관에 보관되어 있는 새를 희롱하는 청동소녀라는 조각품은 중국의 주나라 후기나 춘추전국 시대의 것으로 BC 3~4세기경의 작품이다. 이 소녀가 가죽 재질의 장화를 신고 있는 것으로 보아 그 시대에 이미 이런 신발이 일반 대중에게 보편화되었음을 짐작하게 한다. 또한, 중국에는 오랫동안 여성에게만 강요되었던 전족이라는 풍습이 있었는데 중국의 역사 이래 이어져 오다가 1894년 서태후의 금지령에 의해 사라지게 되었다. 중국인은 옛날부터 여자의 발은 작을수록 좋다고 생각했다.

그것이 여자가 도망을 가지 못하게 하기 위해서였든, 성적 기호의 대상이었든, 그것은 남성의 여성 독점에서 비롯된 것이라 보아야 할 것이다. 전족은 가죽이나 단단한 천으로 발을 감아서 발을 더 이상 자라지 못하게 한 것으로, 전족을 한 여성은 뛰거나 오래 걷지 못한다. 중국 사람들은 전족을 한 발을 그 모양에 따라 섬, 예, 척, 만, 평, 정, 원, 직, 단, 착, 박, 교, 칭 등으로 나누었고 발의 질적 평가에는 경, 결, 백, 윤, 온, 연 등의 명칭이 사용되었다. 이 전족 위에 다시 발의 성장을 억제하기 위해 두터운 가죽과 비단으로 만든 공혜라는 신발을 신게 했다. 그러나 이런 전족 습관은 노동을 필요로 하는 서민에게는 전해지지 않았다.

또한 신발의 코가 고도로 발달한 신발은 위엄과 장식을 겸한 것으로 시간이 지날수록 현실생활에 맞게 코의 높이도 낮아지고 크기도 작아지는 것을 볼 수 있다. 신발의 코 부분에 대한 장식은 서양보다 동양이 월등히 앞서고 있음을 알 수 있다. 신발의 코를 통해 외부로부터 엄습해 오는 두려움, 경외감 등을 막아보자는 욕구가 엿보이기도 하고, 배경의 위엄을 돋보이게 하고 싶은 마음이 나타나기도 한다. 아무튼 신발의 코는 그들의 세계관과 인생관을 표현하는 척도가 되었다.

당나라 시대에는 비단구두가 유행했는데 비단구두는 가죽으로 만든 신발보다 가볍고 날렵하고 아름다웠다. 그러므로 일상생활에서는 물론 춤을 출 때도 제격이었다. 특히 현종황제의 후궁이었던 양귀비가 황후가 된 결정적인 원인이 비단신이었다고 한다. 그 시대는 비단신을 만드는 전문 직종까지 있었다.

가죽신과 장화가 유목민족인 북방의 신이었다면 짚신과 나막신은 남방의 신이었다. 중국 다음으로 오랜 역사를 가지고 있는 인도는 서양과 동양 문물의 가교 역할을 하기도 했다. 실제 인도는 따뜻한 지방이었으므로 추운 지방의 신발과는 좀 다르다. 인도의 고대 신들의 형상을 보면 그 시대의 신발을 유추할 수 있다.

미투리에서 짚신까지, 우리나라 신발 이야기

우리나라 신발의 역사는 부여시대로 거슬러 올라간다. 꼬 또는 19세기 말까지 이어져 내려온 우리나라의 대표적인 신발로, 삼한시대에는 삼으로 엮은 미투리를 신었다. 신라시대의 왕은 놋쇠로 만든 놋갓신을 신었다고 전해지는데 백제 무열왕릉에서 발견된 철로 된 청동 신발이 그 사실을 입증하고 있다.

그 후 통일신라시대 당나라에서 유래됐다는 당혜를 조선 말엽까지 신었는데 서민들이 짚신이나 나막신을 신었다면 당혜는 왕족이나 벼슬아치 양반들이 신었다고 할 수 있다. 우리나라 신발 중 특히 가죽으로 만든 마른신은 왼쪽, 오른쪽의 구별이 없어 장시간 보행에 불편했고 가죽은 주로 노루가죽을 훈제하여 신발로 신었다고 한다. 원래 신발은 부식이 빨라 현재 남아 있는 것은 조선 말엽의 것이 대부분이고 이전시대는 단지 기록으로 남아 있을 뿐이다.

우리나라에 서양구두가 처음 들어온 때는 고종황제가 단발령을 내리고 서양 문물이 밀려오던 19세기 말로서 서양구두는 주로 일본의 기술이 도입되면서 만들어졌고, 이화학당이나 동덕학원의 학생들에 의해 일반에 보급되었다.

우리나라 구두의 어원이 퉁그스어인 꼬또에서 유래된 사실을 보아도 우리나라 신발의 역사는 매우 오래되었음을 알 수 있다. 당혜, 미투리, 짚신, 나막신 등 갖가지 신발의 모습 속에 조상들의 슬기와 지혜를 엿볼 수 있다. 고종 시대 신발전은 지금의 동대문 시장 근처에 있었으며 신발 가격은 그때 당시 백오십 냥 정도로, 한 사람이 하루 두 켤레 정도를 만들었다고 한다.

또한, 우리나라에서 없어서는 안 될 신 중 하나인 고무신이 처음 등장한 것은 1922년 8월 5일이었다. 고무신은 전통적인 남성용 짚신과 여성용 마른신의 모양을 본 떠 만들어졌다. 고무신은 짚신보다 훨씬 질겨 오래 신을 수 있고 비가 내려도 물이 새지 않는다는 장점 때문에 호황을 누렸다고 한다.

02 발이 중요한 만큼 신발도 중요하다

신발의 기능은 발의 기능을 잘 살려 보행과 노동의 능률을 높이는 것이다. 다섯 개의 발가락이 붙어 있는 관절을 중족지절관절(中足趾節關節)이라 하는데, 걸을 때는 이 관절만이 굽히고 꺾일 뿐 다른 관절은 전혀 움직이지 않는다. 따라서 신발도 이 관절에 해당하는 부분이 잘 구부러지고 꺾이도록 제작되어야 한다.

나무로 만든 신발의 경우 발바닥의 굴곡이 불가능하기 때문에 발끝에 힘이 들어가 피로가 쉽게 느껴진다. 짚신의 경우 바닥은 관절의 움직임에 따라 유연하게 움직여주지만 너무 부드러워 보행에는 역시 부적합한 신발이다.

발바닥은 원래 보행에 알맞도록 아치형으로 굽어 있는데, 오목한 부분 없이 발바닥이 편평한 평발은 오래 걸으면 쉽게 피로를 느끼게 된다. 발바닥이 아치형으로 휘어 있는 것은 걸을 때 발의 반동, 서 있을 때의 충격 완화, 발바닥의 신경을 보호하기 위해서다.

이와 같은 아치의 역할을 살펴볼 때 구두의 바닥부분 또한 발의 아치에 맞는 형태로 만들어야 편안한 보행을 할 수 있다. 그러나 한 장의 바닥 가죽에 아치 모양과 같은 복잡한 기능을 기대하기는 어렵기 때문에 굽을 붙여 그 효과를 내게 된 것이다.

굽이 없는 구두는 보행의 준비 자세가 제대로 되지 않으며 발을 내디딜 때 힘이 들고 완충효과가 좋지 않다. 하이힐을 신다가 굽이 낮은 구두를 신으면 뒤로 넘어지는 느낌이 드는 것이 바로 이 때문이다. 청소년은 물론 성인들에게도 적당한 높이의 굽이 있는 신발이 좋으며, 적당한 높이를 규정하기는 어렵지만 경험을 토대로 한 실험을 통해 기본적인 결론을 얻을 수 있다.

이미 많은 실험에 따르면 굽이 있는 구두를 신었을 때는 하지근(下肢筋), 즉 둔부·대퇴부·하퇴부의 근육상태가 긴장해서 위로 올라가기 때문에 자세가 교정될 뿐 아니라 바른 자세로 걷게 되어 매우 바람직하다고 알려져 있다. 실험 결과에 따르면 굽 높이는 3cm까지가 적당하고 그 이상 높을 경우 근육의 작용이 강해져 무리가 오며 7cm를 넘으면 위험하다는 결론이 나왔다.

각양각색의 신발들, 기능도 다양하다

버켄스탁

버켄스탁의 가장 큰 특징은 발을 가장 건강하고 편안하게 유지할 수 있게 하는 밑창(Footbed)에 있다. 발 모양을 따라 만들어진 아치형의 바닥은 발에 실리는 압력을 발 전체에 골고루 분산시켜 발의 부담을 한결 덜어주며, 발 건강을 위한 최적의 조건을 제공해 발을 가장 편안하게 만들어 준다.

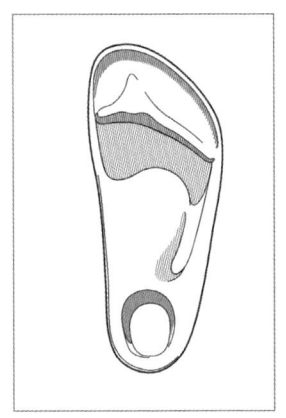

아나폴리스

팀버랜드가 1973년부터 계속적으로 개발해서 선보이고 있는 보트슈즈인 아나폴리스는 비가 온 후 미끄러운 보도블록이나 땅 위에서도 아웃도어 활동이 가능하도록 설계된 기능성 신발이다. 최적의 그립과 미끌림 방지를 위해 설계된 겉창 디자인이 최고의 보행조건을 제공한다.

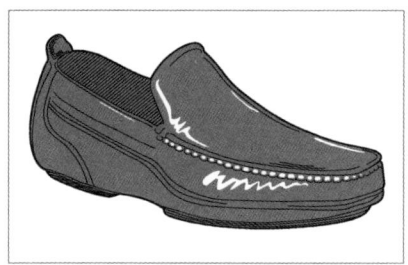

드라이빙 슈즈

드라이빙 슈즈는 원래 유럽에서 경주용 자동차 선수들을 위해 개발된 고기능성 신발이다. 밑창돌기와 완충장치가 달린 뒷굽은 클러치나 브레이크 또는 엑셀레이터를 밟을 때 최상의 마찰력을 제공하기로 정평이 나 있다. 팀버랜드는 이 드라이빙 슈즈를 현대적으로 해석하여 디자인과 소재면에 있어서 다양성을 추구하여 스타일리시한 드라이빙 슈즈를 선보이고 있다.

발 전체에 유연성과 편안함을 제공하기 위해 최고급 통가죽인 마시멜로를 사용하기도 한다. 드라이빙 슈즈는 스마트 컴포트 시스템이라는 팀버랜드 고유의 최첨단 공법이 사용된 것으로 발의 자연스러운 동작에 따라 팽창과 수축을 반복하면서도 신발 모양을 그대로 유지하는 점이 가장 큰 특징이다.

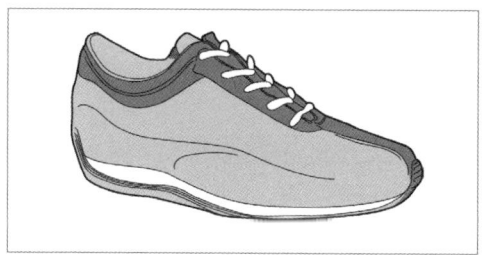

콜크 신발

콜크 신발은 기능성 콜크를 중창의 주원료로 한 것이다. 콜크의 특징을 최대한으로 살려서 중창의 형태를 인체의 발바닥 모양에 가깝도록 설계한 건강 신발로 모두 천연재료를 사용했다. 신발의 겉가죽은 고급 소가죽을 사용했고, 발에 직접 닿는 부위인 신발 안쪽은 100% 천연 가죽의 내피만을 사용해 통기성과 흡수성을 높였다. 신발 안쪽의 기능성 콜크 중창은 기존 신발의 폴리우레탄이나 고무안창보다 수분흡수율이 무려 300% 이상 높고 통기성이 뛰어나다. 콜크 중창의 밑부분에는 면섬유보다 곰팡이나 각종 세균에 내성이 강한 마섬유를 사용해 무좀과 냄새 제거에 좋은 효과가 있다.

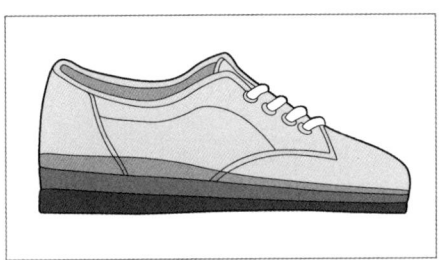

인체공학적으로 변신하고 있는 신발의 진화

현대에 와서 신발은 단순히 생활의 도구 수준을 넘어서 더욱 더 기능적이고 인체와 하나가 되려는 움직임을 보이고 있다. 신발 기술이 발전함에 따라 디자인 또한 인체공학적으로 변화하고 있다. 신발에 점차 많은 기능이 생기면서 이제 신발은 단순히 비를 피하거나 추위를 피하기 위한 도구로서의 기능은 거의 중요하지 않게 되었다. 시대가 변할수록 더 빠르고, 더 편한 신발을 만드는 데 중점을 두고 있다. 나날이 진화하는 신발의 신기술을 살펴보기로 한다.

AI 1000

비행기 타이어 수준의 높은 마모력을 가진 고무(Rubber)로서 뛰어난 내구성을 제공하고 신발을 최대한 가볍게 제작할 수 있도록 하는 신소재이다.

동작제어 Motion Controller

사람의 발 구조는 보행을 비롯해 달릴 때, 착지할 때 발생하는 충격을 스스로 완화시킬 수 있도록 굴림 작용을 하게 되어 있다. 평발이나 부상을 입었을 경우와 같은 비정상적인 발일 경우 굴림 작용이 심해 오히려 무릎, 발목의 부상을 초래한다. 모션 컨트롤러는 이를 최적으로 조절해주는 기능 장치이다.

고어텍스 Gore-Tex

미국 고어사에서 개발된 신소재로 미세 가공을 통해 외부로부터의 습기는 막아주고 땀으로 인해 발생하는 습기는 배출되도록 하는 라미네이팅 소재로 방수성, 투습성, 발수성, 방풍성, 방한성이 우수한 기능 소재이다.

아웃라스트 Outlast

미국 항공우주국(NASA)에서 개발된 신소재다. 열을 흡수하고 배출하는 기능으로 발의 체온을 쾌적하게 유지시키는 기능을 가진 원단, 마이크로 더말(Micro Thermal) 소재로 이루어져 있고 대량의 열을 흡수, 유지, 방출하는 직경 2~3미크론의 극세사(Micro Fiber)가 실의 안쪽에 구성되어 있다. 또한 상변환 물질(물질의 상태가 변하면서 많은 열을 흡수 혹은 방출하는 물질)인 파라핀왁스가 함유되어 있어 신체의 표면온도를 쾌적하게 조절해준다. 체온을 유지시켜 주는 기능은 물론, 추울 때는 보온의 역할을, 더울 때는 쿨링 작용을 한다.

메모리얼 폼 Memorial Foam

일반 스폰지 폼에 비해 반발 탄성을 줄인 특수 형상 기억 소재를 발등, 발목 부위에 적용한다.

03
아무도 말해주지 않았던 신발과 건강의 관계

문명의 발달로 인간은 신발을 신게 되었고 그 목적에 맞는 여러 가지의 신발들이 탄생되었다. 그런데 그 어떤 신발이든 기본적으로는 발의 움직임을 제한하는 구조로 만들어져 있다. 운동화는 각각의 운동 종류에 따라 구조가 다르게 되어 있지만 역시 발의 자유로운 움직임을 제한한다. 발의 건강을 위한 관점에서 본다면 맨발일 때가 가장 좋은 상태이다. 하지만 현대사회에서 맨발로 생활하는 것은 불가능한 일이며, 타인 앞에 맨발을 보이는 것을 부끄러운 일로 여겨진다. 요즘은 아이들이 모래사장이나 운동장 또는 풀밭에서 맨발로 뛰어노는 것조차도 보기 힘들게 되었다.

건강을 위한 생활이라는 것은 일반적으로 균형 잡힌 식생활과 적당한 운동, 그리고 일정한 수면시간을 지키는 것을 말한다. 아침 일찍 일어나 조깅을 하거나 술과 담배를 줄이는 것은 쉽지 않은 일이지만 단지 신발을 바꾸는 것으로 건강을 얻을 수 있다면 누구라도 힘들이지 않고 건강을 지킬 수 있을 것이다.

체중의 80%를 지탱하고 있는 발은 항상 딱딱한 지면에 매일 만 번을 부딪치고, 자신의 체중을 만 번 정도 들어 올리는 일, 즉 하루에 약 700여 톤을 들어 올릴 만큼 어마어마한 일을 하고 있다. 하지만 많은 사람들이 발의 중요성을 인지하지 못하고 있는 것이 사실이다. 발의 기능이 저하되었을 때 신체에 끼칠 영향을 깨닫는다면 발을 편안하게 해주기 위해 노력할 것이다. 발의 기능이 저하되는 원인은 여러 가지이지만 꼭 알아야 할 것이 있다.

선천적인 발의 이상이나 질병은 약 5%에 지나지 않으며, 후천적인 발의 이상이나 질병은 95%에 이른다는 것이다. 후천적인 발의 이상에 가장 큰 영향을 끼치는 것이 우리가 매일 신고 생활하는 신발이다. 건강에 해로운 신발을 신고 있다면 어떤 질병이 발생하기 쉬운지 알아보기로 하자.

외반모지 또는 발가락 변형

선천적, 또는 후천적인 평발로 인해 발생하고, 발에 맞지 않는 신발과 꽉 끼는 양말도 발의 변형에 큰 영향을 끼친다.

발가락이 굽은 경우

신발이 너무 작거나 하이힐을 신으면 두 번째와 세 번째 발가락이 구부러지고, 관절 또한 굳어진다.

평발

발바닥의 오목한 부분이 없는 발로 항상 구두를 신고 있거나 아치 부분의 인대가 탄력을 잃은 경우에 나타난다.

티눈

발의 통증을 동반하는 티눈은 꽉 끼거나 작은 신발, 인조피혁 재질로 된 신발에 의해 생길 수 있다.

무좀

통풍이 잘 되지 않고 땀이 흡수되지 않는 신발이나 꽉 끼는 신발로 인해 생기는 것으로, 구두를 매일 번갈아 신으면 호전된다.

기타

불편한 신발은 굳은살 등을 생기게 하고 각종 요통, 소화불량, 어지럼증, 관절염, 불임 등 각종 질병을 유발시키는 원인이 될 수도 있다.

이와 같은 발의 변형과 질병의 원인은 발을 보호하거나 활동을 도와야 하는 신발에 의해서 좌우된다는 것을 알 수 있다.

가장 쉬운 건강 습관은 좋은 신발

'발은 침대에 있는 시간 이외에는 신발 속에 있다'고 할 만큼 사람은 걷기 시작할 때부터 신발과 밀접한 관계를 맺고 있다. 기존에는 신발을 선택하는 데 있어서 유행이나 아름다움에 비중을 두었다면 이제는 건강이라는 관점에서 살펴보아야 한다. 세계적으로 건강에 대한 관심이 높아지고 또한 건강신발에 대해서도 높은 평가를 하는 추세이다.

생리적인 조건에 맞는 소재로 만들어져 압박을 주지 않고 발의 기능을 정상화시켜주는 신발은 인간의 정신이나 심리 상태를 안정되게 하며 건강에 도움을 줄 수 있다. 하지만 발을 보호하기 위해 등장한 신발이 기능성보다 패션성이 강해지면서 발의 기능을 무시한 형태로 변해가고 있다. 발에 해악을 끼치는 대표적인 신발이 하이힐과 요즘 유행하는 통굽 신발이다.

하이힐과 같이 굽이 높은 구두를 신으면 발끝에 체중이 실리면서 무릎과 척추에 부담을 주게 된다. 또한, 앞이 좁은 구두 모양으로 인해 발끝이 조여지면서 체중을 받기 때문에 엄지발가락이 안으로 구부러지면서 심하면 둘째발가락 위로 올라가는 외반무지에 걸리기 쉽다. 하이힐이나 앞이 몹시 좁은 구두를 장시간 신으면 발이 구두모양과 같이 변형되므로 이런 구두는 가능한 한 피하는 것이 좋으며 상황에 따라 꼭 신어야 한다면 장시간 신는 일은 피해야 하며 수시로 발 운동을 해주어야 한다.

엄지발가락과 새끼발가락 등의 발톱이 변형되어 주위의 살로 파고 들어가 염증을 일으키는 감입발톱도 하이힐이나 발에 맞지 않는 신발을 신는 이들에게서 흔히 나타나는 증상이다. 이 감입발톱 또한 너무 꽉 끼거나 헐렁한 신발은 피하고 발을 자주 씻어주는 것이 좋다. 통굽은 걸어다닐 때 발바닥의 각 부위가 발뒤꿈치에서 발가락으로 순서대로 닿으므로 건강을 생각한다면 신지 않는 것이 현명하다.

신발을 고르는 시간은 저녁시간이나 발이 부었을 때가 가장 바람직하다. 신고 걸어보아 편한 신발을 고르는 것이 제2의 심장인 발을 살리는 길이다. 그런 면에서 우리 조상들이 신었던 짚신은 발바닥으로 지면의 감각을 느낄 수 있고 발목과 발가락도 자유로운 꽤 괜찮은 신발이었다고 할 수 있다.

청소년 셋 중 하나는 척추측만증

청소년의 3분의 1 이상이 병적으로 휜 척추 때문에 고통을 겪고 있는 것으로 조사되었다. 최근 서울대 병원이 3년간 서울 시내 남녀 고교생 1,113명을 대상으로 조사한 결과 여학생의 48%, 남학생의 19%가 척추에 이상이 있는 것으로 나타났다. 남학생의 8%, 여학생의 18%는 척추가 곧게 세워지지 않고 S자형으로 휘어 몸이 한쪽으로 기운 것처럼 보인다는 것이다.

이에 대해 병원 측은, 과다한 학습시간, 체격에 맞지 않는 책걸상, 무거운 책가방, 비만, 운동부족, 입시로 인한 스트레스 등을 원인으로 꼽았으며 척추가 휘면 피로가 빨리 와 학습장애가 유발되고 요통과 디스크 등이 생기기 쉽다고 경고했다.

전문가들은 척추가 휘어 생기는 허리 통증을 줄이려면 쿠션 있는 신발과 체형에 맞는 책걸상을 사용하면서, 체중조절과 척추 강화 운동을 해야 한다고 조언하고 있다. 또한 척추의 휜 정도가 심할 경우 병원을 찾아 진료를 받고 때에 따라 치료 보조 기구를 사용할 것을 권하고 있다.

40대의 직장인 김모 씨는 최근 발 때문에 고통을 받고 있다. 키가 160cm 정도인 김모 씨는 작은 키를 감추기 위해 볼이 좁고 굽이 높은 구두를 신어 왔다. 오랫동안 이런 형태의 신발을 신어온 김모 씨는 발뒤꿈치에 심한 통증이 전해졌고, 최근 들어 허리와 어깨 또한 뻐근해지는 것을 느꼈다. 발로 인한 통증을 참다 못해 병원을 찾아 진찰을 받은 결과 발 상태가 그야말로 엉망진창이었다.

발뒤꿈치 보호막은 이미 손상된 데다 평발로 진행되고 있었으며, 엄지발가락은 안쪽으로 휘어지는 무지외반증까지 동반되었다. 여러 가지 질환과 함께 척추에도 이미 이상이 나타나고 있었다.

척추는 위치 상 발과 전혀 관련이 없어 보이지만 발에 이상이 있을 경우 척추 또한 매우 큰 영향을 받게 된다. 발을 혹사할 줄만 알았지 보호할 줄 몰라 생긴 결과였다. 비단 김모 씨뿐만 아니다. 대부분의 사람들이 발에 대해 너무 모르고 있으며, 발을 너무 부려먹는다는 것이 발 치료 전문의들이 입을 모아 하는 이야기다.

발은 인체 내에서 걷는 기능만 하는 단순한 부위가 아니다. 발은 1km를 걸을 때마다 대형트럭 두 대 정도의 무게인 15톤의 압력을 받는다. 발은 이 압력을 이용해 혈액을 심장 쪽으로 뿜어 올리는 일을 한다.

걸을수록 건강해지는
3박자 보행의 비밀

과학적 분석에 따르면 일반적으로 발뒤꿈치-발바닥-발끝 순으로 걷는 '3박자 보행(Heel-Toe 보행)'을 해야 발의 피로를 덜어 줄 수 있다. 그런데 한국인은 평소 보행습관에 있어서 세 부위를 거의 동시에 내딛는 '1박자 보행'을 하고 있어 피로를 쉽게 느낀다는 사실이 최근 밝혀지기도 했다.

이와 같은 사실은 족압(足壓) 측정장치를 이용, 정상인 75명의 보행 시 발바닥 압력을 조사한 결과 나타났다. 이 연구에 따르면 발에서 가장 압력을 많이 받는 부분은 둘째 발가락과 셋째 발가락 아래 있는 뼈 부분이었고, 발이 땅에 접촉하는 시간은 발뒤꿈치 6%, 발바닥 38%, 발끝 41%로 3박자 보행과는 크게 차이가 나는 것이다.

한국인의 보행이 이렇게 나타난 데는 걷는 시간보다 앉아 있는 시간이 더 많은 생활습관에 의해 인대가 짧아졌기 때문인 것으로 추정하고 있다. 잘못된 보행습관은 단순히 발의 피로를 빨리 불러오는 것에 그치지 않는다. 26개의 뼈와 100여 개의 힘줄, 그리고 인대로 구성되어 있는 발은 우리의 몸을 지탱하고 균형을 유지할 수 있도록 돕는 매우 중요한 역할을 하고 있다.

잘못된 보행습관은 몸의 균형을 무너뜨릴 수 있다는 사실을 알 수 있다. 실제로 족압 불균형이 심해질 경우 관절염과 허리, 어깨 변형까지 유발한다는 것은 잘 알려진 사실이다.

척추에 이상이 온 김씨의 경우 잘못된 보행습관이 그 원인으로 작용했음은 물론이다. 따라서 보행 시 발이 쉽게 피로해지는 것을 느낀다면 하루라도 빨리 3박자 보행법으로 걸음걸이를 교정해야 한다.

즉 걸을 때는 허리를 펴고 발뒤꿈치, 발바닥, 발끝 순서로 내딛는 것을 습관화해야 한다. 하이힐과 같은 높은 굽의 구두를 신으면 발끝에 체중이 실리면서 무릎과 척추에 부담을 주게 된다는 것을 잊어서는 안 된다.

그렇게 본다면 현대인들에게 있어서 신발은 발 건강의 핵심이라고 할 수 있다. 신발은 무엇보다 발에 맞고 편해야 한다. 하이힐과 같이 굽이 높은 신발은 아킬레스건을 짧아지게 하고, 허리와 어깨 등에 통증을 일으키기 쉽다. 또 앞이 뾰족한 구두는 엄지발가락과 새끼발가락이 안쪽으로 굽는 버선발 기형의 원인이 된다. 통굽 구두는 발바닥의 움푹 들어간 아치 부분이 신발과 밀착되지 않아 발 건강에 지장을 줄 수 있다.

무엇보다 중요한 것은 자신의 발에 어떤 이상이 있는지 아는 것이다. 평상시에는 괜찮다가도 건강이 악화되거나 체중이 늘면 가장 먼저 문제가 나타나는 곳이 발이기 때문이다.

한국보장구연구소의 최근 조사 결과에 따르면, 평발이나 버선발처럼 발에 변형이 생긴 사람들 대부분이 O자형의 안짱다리나 X자형의 밭장다리로 휘어지는 문제점도 함께 갖고 있는 것으로 나타났다. 특히, 동양인들은 차려 자세를 취할 때 양 무릎이 붙지 않으며 걸을 때 발가락이 안쪽으로 향해 오리걸음을 하는 O자형 다리가 많다.

이 경우 체중이 발의 바깥쪽에 실리기 때문에 신발의 바닥을 살펴보면 발끝과 뒤꿈치 바깥쪽의 마모가 심하게 나타나는 것을 볼 수 있다. 이때는 다리 교정보조기로 O자형 다리를 바로잡는 한편, 오소틱(특수깔창) 처방으로 족압이 균형을 이루도록 교정하면 효과를 볼 수 있다.

04
자연치유력을 높이는 방법도 발에 있다

 속무반사구 건강법이란 인체의 각부 기관에 이상이 생겼을 때 발에서도 대칭적으로 아픈 부위(반사구)가 발생하게 되는데 이때 이곳을 손 또는 안마봉을 이용해 정기적으로 자극하여 줌으로써 인체 각 부의 기능을 조절하고 또한 질병을 치료하며 나아가서는 자아 보건 및 질병을 예방하는 요법을 말한다. 인체의 긴장상태를 풀어주고, 불완전한 상태를 정상적인 상태로 바로잡아 주는 방법이라 하겠다.
 특히 현대인들은 약물의 남용과 문명의 이기에 지나치게 의존하는 생활습관으로 인체 고유의 자정치유작용, 즉 자생력의 기능이 약해져 소위 문명병으로 불리는 각종 질환으로부터

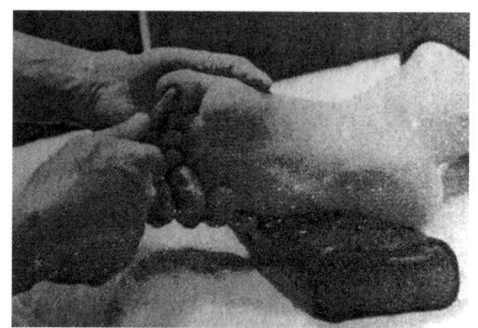
발 반사요법

건강을 위협당하고 있다. 족부반사구 건강법, 즉 발반사요법은 인체 고유의 자정치유능력을 되살릴 수 있는 유기적인 지압요법이라 할 수 있다.

족부반사요법의 기원은 약 5천 년 전으로 거슬러 올라간다. 고대 중국의 의학 서적인 『황제내경』에 수록된 관지법이 발반사요법의 기원으로, 이후 중국의 신비한 민간요법으로 전래되어 오다가 근래에 접어들면서 스위스의 간호사인 H.L. Masafratr가 『미래의 건강』이라는 저서로 근대학설의 효시를 이루었다. 미국의 크리스틴 러셀(Christine Lussel) 여사는 〈족심반사구요법〉이라는 연구서적으로 과학적, 물리적 효과를 발표해 의학적 인식 기반을 마련하게 되었다. 이후 꾸준히 세계 각국의 여러 의학자들에 의해 연구, 개발되어 왔으며, 최근에는 그 효능과 효과에 힘입어 현대의학의 범위를 넘어 21세기 대체의학, 혹은 예방의학 부분으로 자리 잡고 있다.

발반사요법에 있어 반사구란 우리 인체의 각 부 기관에 해당하는 발의 대응점을 말하는 것이다. 미국의 이비인후과 의사 윌리엄 피츠제럴드(William Fizerald)의 '반사학설'에 의하면 우리 인체는 정중선을 기준으로 가로, 세로 각각의 5구역씩으로 나뉘고, 그 구역마다 신경선이 연결되어 내부기관이 손, 발과 대응하고 있다는 사실을 알게 되었다. 따라서 발반사요법을 반사구 치료법으로 부르기도 한다. 반사구 치료법은 일종의 물리치료법으로, 반사구를 자극하여 촉각간수기를 통해 모세혈관, 림프관, 근육조직에 유동적인 압력을 가함으로써 중추충동으로 인해 인체의 각 부 기관을 비롯해 각 장기에 종합적인 충동 효능을 받게 하는 것이다.

감기의 종류는 수를 헤아릴 수 없을 만큼 많아 어떤 종류의 감기에도 특효약은 없다고 한다. 특히 코감기, 기침감기, 목감기 등은 대표적으로 우리를 괴롭히는 감기의 종류들이다. 이와 같은 흔한 감기 질환도 어떤 감기인지에 따라 치료방법이 다르다.

코감기의 경우, 〈각 내측 반사구〉 그림에서 '비'라고 표시되어 있는 곳이 경추 4번 코 부분에 해당하는 부위로 막대기나

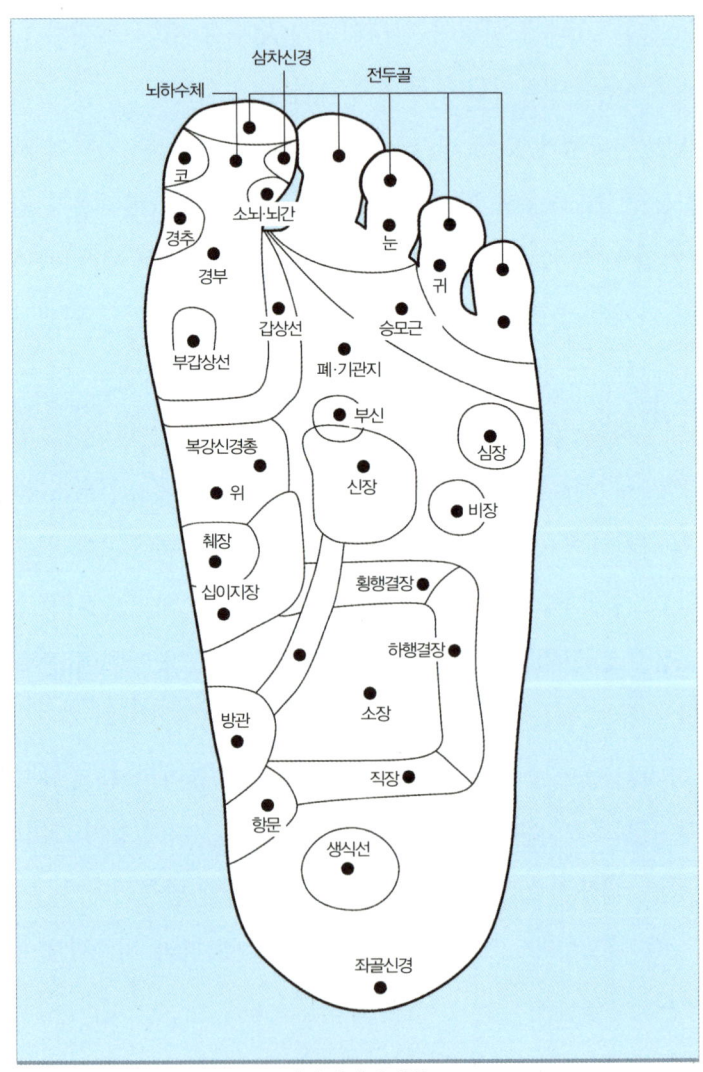

발의 반사구 위치

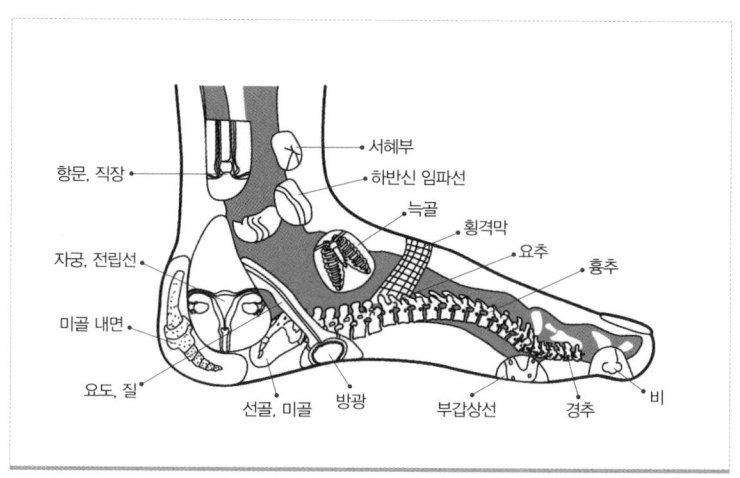

각 내측 반사구

손으로 수직, 또 수평으로 느리게 쪼아대는 방법으로 강하게 자극을 주면 된다. 발가락 윗부분 역시 코에 해당하므로 이 두 곳을 얼마나 열심히 자극하느냐에 따라 코감기가 개선될 수 있다. 아픈 곳을 찾아 아픔이 사라질 때까지 양발의 같은 곳을 4~5분씩 자극한다.

이 작업이 끝나면 엄지와 검지손가락으로 가락지를 만들어 엄지발가락에 꼭 맞게 끼우고 참을 수 있는 한 참으면서 좌, 우를 2~3분간 이리저리 돌려준다. 이때 양쪽 발을 똑같이 자극해야 한다.

안전하고, 쉽고, 효과적인
발 건강법

인간은 수많은 질병들과의 끊임없는 싸움 속에서 살아가고 있다고 해도 과언이 아닐 것이다. 이러한 질병 중에는 원인을 규명하지 못하는 경우도 상당히 많다. 특히 현대의 약물요법에는 많은 한계와 심각한 부작용이 나타나고 있기 때문에 오히려 약물에 의해 건강을 위협당하고 있는 실정이기도 하다. 약물을 사용하지 않고 환자 자신의 치유력을 이용해 질병을 예방하고 치료할 수 있다면 그것보다 더 좋은 방법은 없을 것이다.

원래 인간은 질병에 대한 저항력, 스스로 질병을 치료할 수 있는 자가치유능력을 가지고 있다. 따라서 최근 의학자들 사이에서는 우리 몸속에서 자연발생적으로 생성되는, 우리의 건강을 유지해 주는 힘, 즉 자생력에 대한 관심이 집중되고 있다. 이와 같은 관점에서 발반사요법을 '자생력을 위한 파생적 치료법'이라 정의를 내린다면 아무도 반론을 제기할 수 없을 것이다.

발반사요법은 여러 가지 특징을 지니고 있다. 첫째, 시술에 대한 안전성을 꼽을 수 있다. 일반적으로 환자들은 질병을 치료할 때 고통스럽지 않은지, 혹은 의료기구나 약물을 사용하는 데 있어서 다른 부작용은 없는지에 대한 우려를 하게 된다. 그러나 발반사요법은 환자 본인의 신체를 이용하여 질병을 예방하고 시술하기 때문에 고통을 수반하지 않으며 또한 약물로 인한 부작용에서 자유로울 수 있다.

둘째, 시간과 장소에 구애를 받지 않으며, 정도에 따라 환자 자신이 직접 시술이 가능하고 간편한 도구만으로 시술이 용이하다는 점이다. 셋째, 시술에 따른 경제적 부담을 극소화할 수 있다. 조금만 치료를 받으면 완쾌될 수 있음에도 불구하고 과도한 의료비의 부담으로 치료를 받을 수 없거나 망설이게 되는 경우가 있는 반면, 발반사요법은 저렴한 비용으로 질병에 대한 예방, 시술이 가능해 물질적, 심리적 부담을 줄일 수 있다.

넷째, 진단이 정확하며 시술효과가 뛰어나다. 발반사요법의 진단은 환자 자신의 신체 일부를 이용해 진단을 내리기 때문에 진단이 정확하며, 시술효과 또한 개개인에 따라 다소의 차이는 있지만 대부분은 시술 경과를 환자 스스로 자각증상을 통해 확인할 수 있기 때문에 빠른 시간 내에 뛰어난 효과를 볼 수 있다.

발반사요법이 인체에 미치는 영향은 크게 다섯 가지로 설명할 수 있다.

① 스트레스 감소와 긴장 완화

발반사요법은 전신마사지를 받은 것보다 훨씬 더 큰 긴장의 완화를 가져온다. 조용한 음악, 부드러운 조명, 에센스 오일을 함께 이용하면 최고의 이완상태를 경험할 수 있으며, 스트레스와 피로가 풀린다.

② 혈액순환 향상

혈액은 신체에 필요한 영양분을 운반하기도 하지만 동시에 독성과 노폐물을 운반한다. 스트레스 증상의 하나는 혈액순환을 감소시키는 것으로, 발반사요법을 통해 혈액순환을 향상시키면서 혈액 속의 영양분을 잘 흡수하고 노폐물을 더욱 효과적으로 배출시킬 수 있다.

③ 신체 내 독성 제거

신체는 림프계 및 소화계를 통해 노폐물을 제거한다. 스트레스 상황에서는 림프계와 소화계가 제 기능을 하지 못하게 되는데, 이때 발반사요법은 스트레스를 감소시킴으로써 림프계와 소화계를 정상화시켜 신체 내 독성을 제거한다.

④ 신체 에너지 충전

때때로 기력이 없다고 불평을 하게 되는데 이것은 곧 의욕 상실과 피로감으로 나타난다. 발반사요법은 기분을 좋게 하고 에너지 소통을 원활하게 해주며 치료 직후뿐 아니라 며칠 동안 효과가 지속된다.

⑤ 스트레스로 인한 질병 예방

발반사요법을 꾸준히 시행하면 면역계에 영향을 주어 잦은 감기, 스트레스성 질병을 예방할 수 있다.

발반사요법을 시행할 때 반사구의 올바른 위치는 시술의 성패를 좌우할 만큼 중요하다. 발 전체에 투영된 장기와 기관의 위치를 명확하게 파악하지 않으면 안된다. 반사점의 구조 위에 사람의 신체 전체를 투영시켜 생각하는 것이다. 이 방식은 반사구를 쉽게 이해할 수 있을 뿐 아니라 활용하기 쉬운 장점과 그 정확성으로 인해 널리 알려져 있으며 해부학적 지식이 없는 초보자도 쉽게 접근할 수 있다.

발반사요법을 실시한 후 일어나는 현상

① 평소보다 수면의 양이 증가할 수 있다.

② 생체리듬이 발반사요법을 시행하기 전보다 좋지 않거나 더 좋아지는 경우가 있다.

③ 발의 반사구 부위에 통증이 남을 수 있다.

④ 반사구 부위가 빨갛게 부어오르거나 푸른빛을 띠는 경우가 있다.

⑤ 손, 발과 얼굴이 붓는 경우가 있다.

⑥ 반사구에 상응하는 병증 부위에 통증이 오거나 염증상태의 진행이 빨라지는 경우가 있다.

⑦ 눈이 침침하거나 자고 나면 눈곱이 많이 끼는 경우가 있다.

⑧ 평소보다 땀이 많이 나는 경우가 있다.

⑨ 한기나 오한이 드는 경우가 있다.

⑩ 트림이나 방귀가 자주 나오는 경우가 있다.

⑪ 소변이나 대변의 양이 증가하며, 색이 짙어지며 냄새가 심해지는 경우가 있다.

발을 보고 건강을 진단하는 방법

인체의 조화로움에서 참으로 놀랍고 신기한 현상들을 발견하게 되는데, 그중 하나가 발반사요법의 반사구에서 인체의 질병 유무를 확인할 수 있다는 점이다. 예를 들면, 위장 부위에 질환이 생겼을 경우 위에 해당하는 반사구에서 작은 쌀알 같은 이물질이 감지된다.

인체의 일부가 기능 저하 상태이거나 그 부위가 부어 있다면 그 기관에 상응하는 반사구에서 볼록한 느낌을 감지할 수 있으며, 반사구 부위에서 약한 통증을 느끼게 된다.

각 기관의 염증상태가 오래 되었거나 심한 상태, 즉 인체의

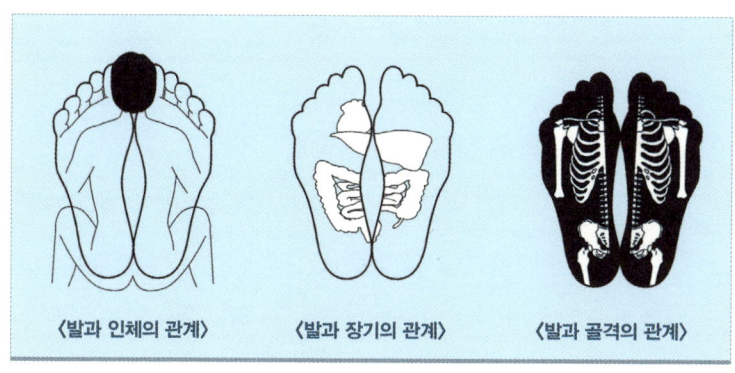

〈발과 인체의 관계〉 〈발과 장기의 관계〉 〈발과 골격의 관계〉

발과 인체 부위의 상관관계

기관에 염증상태가 오래 되었거나 심한 경우 반사구에 줄기 같은 느낌의 응어리가 감지되며, 반사구에서 심한 통증을 느끼는 경우도 있다.

발반사요법이 필요한 유형

- 만성피로에 시달리는 사람
- 스트레스에 시달리는 사람
- 발이 자주 붓는 사람
- 하체가 자주 붓고 다리가 항상 무거운 사람
- 발에 땀이 많거나 지나치게 건조한 사람
- 경미한 생활 질병이 있는 사람
- 많이 걷거나 늘 서 있는 직업에 종사하는 사람
- 사고 후유증, 재활치료 중인 사람
- 과도한 사무노동에 종사하는 사람

내게 맞는 좋은 신발 고르는 방법

- 발이 크기가 가장 커져 있는 저녁시간에 신발을 고르도록 한다.
- 두꺼운 양말을 신고 신었을 때 조이는 압박감이 없는 넉넉한 신발을 고른다.

- 신발의 앞쪽은 발가락이 신발 속에서 자유롭게 움직일 수 있게 엄지손가락 하나(1.5~2cm)가 들어갈 정도의 여유가 있어야 한다.
- 신발은 가죽 소재의 제품이 좋다.
- 신발 안쪽에 아치가 있어야 하고 신발 안의 안창(깔창)은 고정된 것보다는 필요할 때 바꿀 수 있게 벗겨지는 것이 좋다.

05
내 발은 건강할까?
발 상태 판독하기

족문은 사람이 평소 걸어 다니는 자세와 걸음걸이를 나타내는 것이다. 족문을 판독하기 위해서는 아래와 같은 이상적인 발 판독 기준을 알아야 한다.

건강한 족문이란?

① 발가락이 선명, 뚜렷하고, 발가락 5개가 적당한 간격으로 갈라져야 한다.

② 엄지발가락과 발 몸체가 연결되어야 한다.

③ 전체적인 음영이 고르게 분포되어야 한다.

④ 세 번째 발가락과 뒤축의 중심선이 일직선으로 되어야 한다.

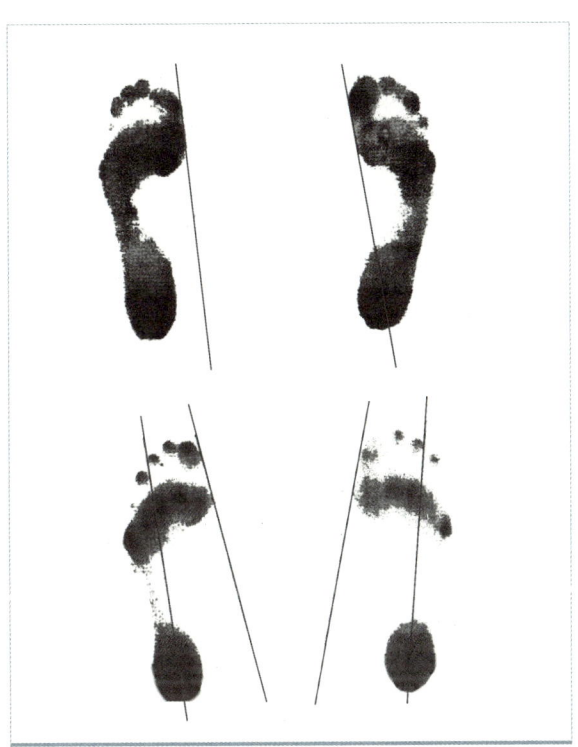

족장 찍기 사례

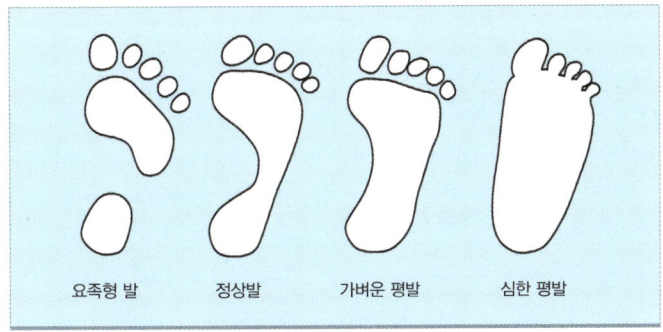

요족형 발   정상발   가벼운 평발   심한 평발

발의 형태에 따라 바뀌는 족저압

신발만 바꿔도 건강의 반은 해결된다

⑤ 발의 모든 곡선은 매끄럽고 섬세하여야 하고, 좌우가 조화를 이루어야 한다.

먼저 그 사람의 발의 형태, 즉 평발, 요족, O자형 발, X자형 발 여부를 확인한다. 전체적인 윤곽(족문을 찍었을 때 발의 형태로 나타나는 모양)은 그 사람의 골격으로 보기 때문에 어떤 형태로 이루어져 있는가를 알 수 있다.

① 양발의 크기를 비교한다.
② 양발의 선의 모습을 비교한다.
③ 횡격막 선을 비교한다.
④ 횡궁의 크기를 비교한다.
⑤ 허리가 굽었는지, 어깨가 굽었는지, 오리궁둥이인지, 새가슴인지, 엄지의 형태는 어떠한지 등을 살펴본다.

족문을 찍었을 때 특별하게 진하게 찍히는 부분을 전체적인 압이라 하는데, 이 부분은 그 사람의 장기를 나타내기 때문에 장기가 주로 눌리는 곳이 어디인지 알 수 있다.

양쪽 발의 종골 형태로 분류하는 법

① 종골의 형태가 다르면 아킬레스건염을 의심해야 하고, 무릎 뒤쪽이 당기거나 무릎에 통증이 발생할 수 있다.
② 양발의 종골 꺾임 각이 서로 다를 경우 허리통증이나 요통의 가능성이 있다.
③ 종골이 전체 발에 비해 크게 찍히는 경우, 몸을 뒤쪽으로 젖히고 다니기 때문에 골반, 허리통증, 무릎통증의 가능성이 크다.

양쪽 발의 골반 형태가 서로 균형이 맞지 않을 때는 척추에 이상이 생겨 요통 등이 나타나고 생식기 이상으로 방광 전립선, 요도, 자궁의 기능이 약화되었을 가능성이 많다.

통상 족문을 찍어 보았는데, 그 족문이 이상적인 발과 비교하여 많이 틀어져 있다고 하더라도 일단 좌우 발의 균형이 맞고, 양쪽 발의 압이 거의 일치하는 경우에는 그 사람이 통증을 느끼지 못하기 때문에 건강하다고 할 수 있다. 하지만 갑작스러운 사고나 우연한 기회에 발목을 접질렀는데 그냥 지나친 경우, 또한 스트레스를 받는 경우 좌우 발의 형태가 달라질 수 있는데, 이때는 급격한 통증을 호소할 수 있기 때문에 발 교정구를 착용하는 것이 좋다.

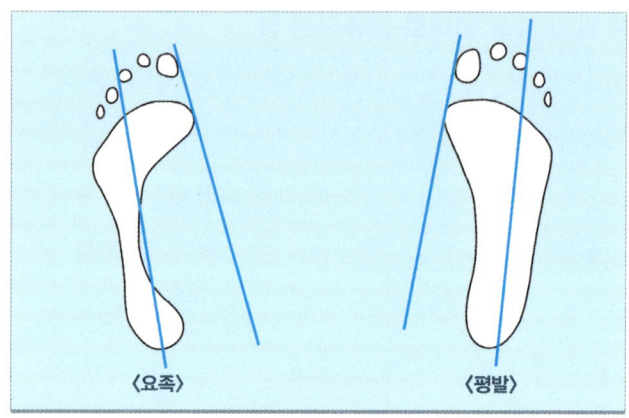
족문 판독하는 방법

　족문을 찍었을 때, 세째 발가락과 뒤꿈치 중앙 부분을 선으로 연결해보는 것이 중요하다. 족문의 음영이 선을 넘었다면 평발로 진행 중인 상태이고, 선까지 음영이 나오지 않을 때는 요족으로 진행 중인 발로 판단한다.
　평발은 주상골이 무너져 발목, 무릎, 엉치, 허리 순으로 통증이 동반될 수 있다. 그래서 평발의 소유자는 신장이 약하고, 모든 장기를 밟고 다니므로 쉽게 피로를 느끼게 되는 것이다. 또한 혈압의 변화도 크다고 할 수 있다.
　요족은 발가락의 몸체 간격이 짧아서 내리막길을 걷는 것이 힘들고, 허리, 엉치, 무릎, 발목 순으로 통증이 동반될 수

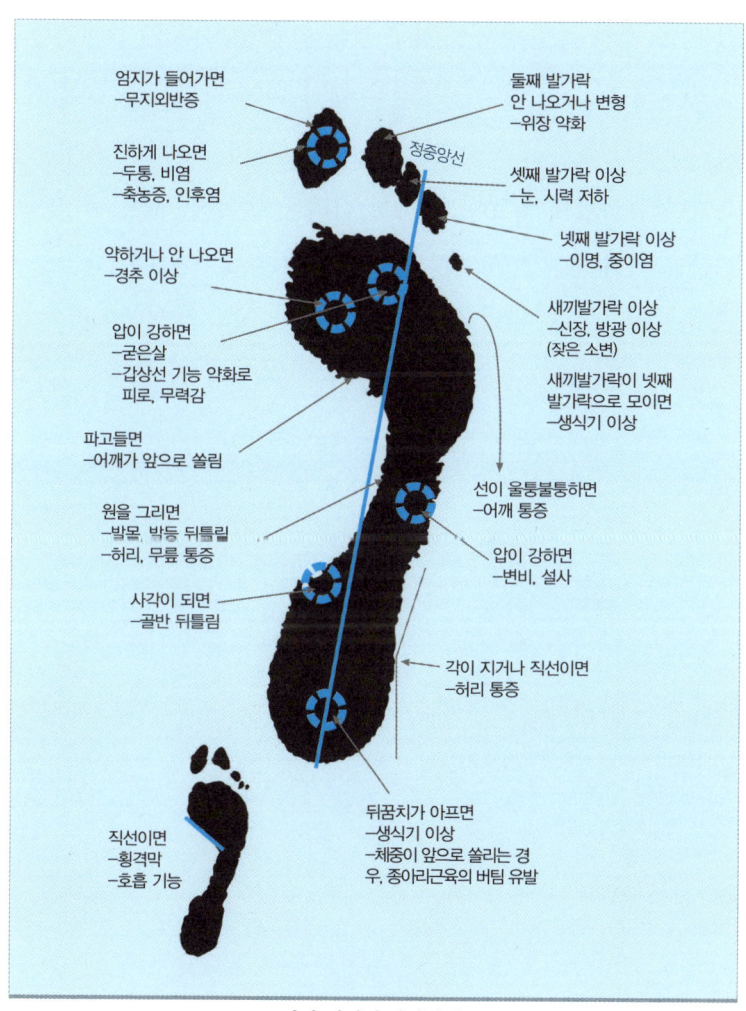

발과 질병의 상관관계

있다. 요족인 경우 발목을 자주 삐는 경향이 있다.

O자형 다리는 신장과 방광을 많이 밟고 다니므로 통상 간이나 좌골신경통을 호소하는 경우가 많으며 좌식생활을 하는 우리나라 사람에게 많다. X자형 다리는 생식기, 무릎, 허리에 이상을 나타내는 경우가 많고, 서양인에게 많이 나타난다.

06
변형된 발, 수술 없이 치료하는 방법이 있다

    직립보행을 하는 인간은 시간이 흐르면서 서서히 발 아치가 무너지는 변형을 막을 수는 없다. 물론 정도의 차이는 있으나 누구든지 피할 수 없는 것만은 사실이다. 아치의 변화는 인체에 통증을 유발시켜 바르지 못한 자세와 걸음걸이를 유도하며 다시 아치의 변화를 초래하는 악순환이 반복된다. 통증은 통상적으로 발목에서 무릎, 골반, 요추, 흉추, 경추로 옮아간다.

    선진국에서는 약 200년 전부터 이 점에 주목하여 변형된 발의 형태와 구조를 교정함으로써 발은 물론 몸 전체의 부조화와 불균형을 바로 잡으려는 임상역학치료를 꾸준히 해왔고,

이와 같은 임상역학치료의 한 가지 방법으로 다양한 형태의 오소틱(특수깔창)을 개발하여 신발에 넣어 신고 다니도록 한 결과, 그 탁월한 치료 효과는 이미 의학적으로 검증된 바 있다.

미국이나 유럽의 경우, 소득 수준의 향상과 함께 특수깔창에 대한 관심이 갈수록 커지면서 현재는 마라톤용, 스케이트용, 인라인용, 워킹용 등으로 세분되고 있으며, 시장의 규모 역시 기하급수적으로 팽창하고 있다. 하지만 우리나라의 경우 이제 시장이 형성되는 초기 단계다.

오소틱(특수깔창)이 필요한 유형

- 몸이 이유 없이 많이 피곤하다.
- 조금만 걸어도 남보다 쉽게 지치며 발에 통증이 있다.
- 심한 운동을 하지 않았는데 종아리 허벅지 안쪽을 눌러보면 심한 근육통이 동반된다.
- 발목을 자주 삔다.
- 족저근막염과 아킬레스건염이 생겨 발목과 발에 잦은 통증이 있다.
- 어릴 때부터 무릎 통증과 엉덩이 관절 통증이 있다.
- 종아리 안쪽 근육을 많이 사용하므로 통증을 동반하며, 종아리가 두꺼워진다.

· 목, 어깨, 허리, 골반, 발목, 무릎관절에 통증이 있다.
· 이유 없이 두통이 계속된다.

오소틱을 사용하는 목적은 무너진 아치와 발목 관절을 제자리로 복원시켜 원래의 정상적인 발 모양으로 만드는 것에 있다. 발을 정상적인 모양으로 만들면 발로 인해 생겼던 신체의 불균형이 해소되며 발 아치가 원래의 기능을 하면서 발이 피로하지 않고 발로 인해 생겼던 질환이나 통증 또한 사라지게 된다.

본인의 체형과 발에 맞는 오소틱을 사용함으로써 관절을 보호하고 충격 흡수 기능을 회복할 수 있게 하는 것이 매우 중요하다. 허리나 무릎을 수술하기 전, 오소틱을 먼저 사용해 보는 것이 좋다. 오소틱의 사용만으로 대부분의 수술을 피할 수 있거나 수술 시기를 최대한 늦출 수 있다.

사례 1

50대 주부 A 씨는 어릴 때부터 건강에 특별한 문제 없이 지내왔는데 둘째 아이를 임신한 후 척추에 이상 징후가 찾아온 경우였다. 한의원에 찾아갔더니 출산을 한 후 100일이 지나야 치료를 시작할 수 있다고 했고, 그녀는 아이가 백일이 지나기 무섭게 곧바로 한의원으로 달려갔다고 했다.

그런데 한의원을 다니면서도 매일같이 울다시피 살았다는 것이다. 버스 정류장까지는 꽤 긴 거리로, 걷는 도중 몇 번이나 쉬면서 걸어가야 했다.

그러다가 우연히 오소틱을 접해서 사용하게 되었다. 그 후 버스 정류장까지 단 한 번도 쉬지 않고 걸어가는 자신을 발견했을 때 얼마나 신기한지 감탄이 절로 나올 정도였다고 했다. 하지만 많이 걷기에는 여전히 무리가 있었다.

A 씨는 발의 아치가 무너진 상태였다. 걷는 데 불편함이 따르는 것은 물론, 바르게 걷지 못하니 척추까지 문제를 일으킨 것이다.

오소틱을 신발에 착용하고 걸은 지 4개월 째, 여러 가지 변화를 겪고 있다고 했다. 어느 날 차를 타고 가는데 카시트에 온열장치를 작동한 것처럼 허벅지 쪽에서 후끈후끈한 열기가 느껴졌다는 것이다.

손과 발 또한 항상 차가웠는데 어느새 따뜻한 온기가 느껴져 혈액순환이 잘되고 있는 느낌이 든다는 것이다.
고등학교 3학년 딸 아이 방에서 자다가 코를 골아 쫓겨난 적도 있었는데 이제는 코골이도 없어졌고, 앉았다 일어설 때 소리가 나던 무릎도 좋아졌으며, 발뒤꿈치에 생겼던 각질도 사라졌다고 한다.
이런 모든 변화는 다름 아닌 건강한 발, 바른 걸음걸이에서 비롯된 것이다.

사례 2

주부 B 씨는 활동하고 있는 사회단체의 일로 필리핀에 가게 되었다. 그런데 비행기 안에서 갑자기 구토 증세가 나타나 아연실색하고 말았다고 한다. 도저히 앉아 있을 수가 없어 화장실을 들락날락 하던 중 스튜어디스로부터 이럴 때는 걷는 수밖에 없다는 다소 황당한 처방법을 들었다. 하는 수 없이 비행기가 필리핀에 도착할 때까지 창피함을 무릅쓰고 통로를 걸어 다녔다고 했다.
그 무렵부터 항상 피곤함을 느꼈는데, 아무리 자도 피곤이 가시지 않고 집안일을 조금만 해도 몸이 처지곤

한다는 것이다. 거기에 손과 발, 얼굴도 잘 붓는 데다 조금 세게 만지면 통증이 느껴질 정도였고 다리 또한 무척이나 아프다고 토로했다.

그녀는 걷는 것이 힘들며 주위 사람들로부터 느리고 게으르다는 이야기를 종종 들었노라고 했다. 갱년기를 맞으면서 없던 불면증이 생겨 수면제를 처방받을 정도가 되었고, 눈도 침침한데다 비문증 증상이 생겼으며, 혈압도 높아져 약을 복용 중이라고 했다.

B 씨의 발은 유연성 평발로 아치가 많이 무너진 상태였다. 오소틱(특수깔창)을 신발에 착용한 지 4개월 째, 혈압이 정상으로 되돌아왔고, 많이 걸어도 피곤함이 사라졌다고 전해왔다.

몸이 건강해진 것도 그렇지만 더욱 신기한 일은 과거에는 신발 한쪽이 유난히 닳았는데 이제는 몇 달 전에 구입한 새 신발의 밑창이 전혀 닳지 않는다는 것이라고 했다. 신발은 발 모양에 따라 지면을 딛는 곳이 정해져 있으므로 지속적으로 닿는 부분이 빨리 닳게 마련이다.

신발의 밑창을 보면 신발 주인의 발 유형을 알 수 있는 이유이다. 발바닥 전체가 지면을 고르게 디딤으로써 몸 전체의 균형을 되찾게 되었으므로 신발 또한 어느 한 부분이 아닌 전체가 고르게 닳게 된 것이다.

참고문헌

- 『족부사』
  - 이재욱 편저, 2011년 도서출판 한수

- 『국제족부사 FEET MASTER 과정 자료집』
  - 삼육보건대학교 뉴 창업연구소 국제족부사협회

- 『기적의 니시 건강법』
  - 와타나베 쇼 지음, 2013년 건강신문사

- 『The Feet and Carel』
  - Dr. William Scholl

- 『Feet troubles Affect the System』
  - Dr. William Scholl

- 『오신부 신 족부건강법』
  - 오약석, 정영길 공저, 2002년 화장품신문사

- 발을 보면 '질병'을 알 수 있다?
  - 2011년 11월 헬스조선

- '건강 걷기' 첫걸음은 바른 자세와 맞는 신발
  - 2011년 2월 14일 한겨레신문

- 내향성 발톱
  - 서울대학교 의학정보

- 서울시내 남녀 고교생 3년간 척추 검사 자료
  - 서울대병원

✧ 당신은 언제나 옳습니다. 그대의 삶을 응원합니다. ― 라의눈 출판그룹

발이 건강하면
병의 90%는 낫는다

초판 1쇄 2017년 4월 3일
  7쇄 2025년 7월 25일

지은이 이재욱
펴낸이 설응도 **편집주간** 안은주
영업책임 민경업

펴낸곳 라의눈

출판등록 2014년 1월 13일 (제 2019-000228 호)
주소 서울시 강남구 테헤란로 78길 14-12(대치동) 동영빌딩 4층
전화 02-466-1283 **팩스** 02-466-1301

문의 (e-mail)
편집 editor@eyeofra.co.kr
마케팅 marketing@eyeofra.co.kr
경영지원 management@eyeofra.co.kr

ISBN 979-11-86039-75-5 13510

이 책의 저작권은 저자와 출판사에 있습니다.
저작권법에 따라 보호를 받는 저작물이므로 무단전재와 복제를 금합니다.
이 책 내용의 일부 또는 전부를 이용하려면 반드시 저작권자와 출판사의 서면 허락을 받아야 합니다.
잘못 만들어진 책은 구입처에서 교환해드립니다.